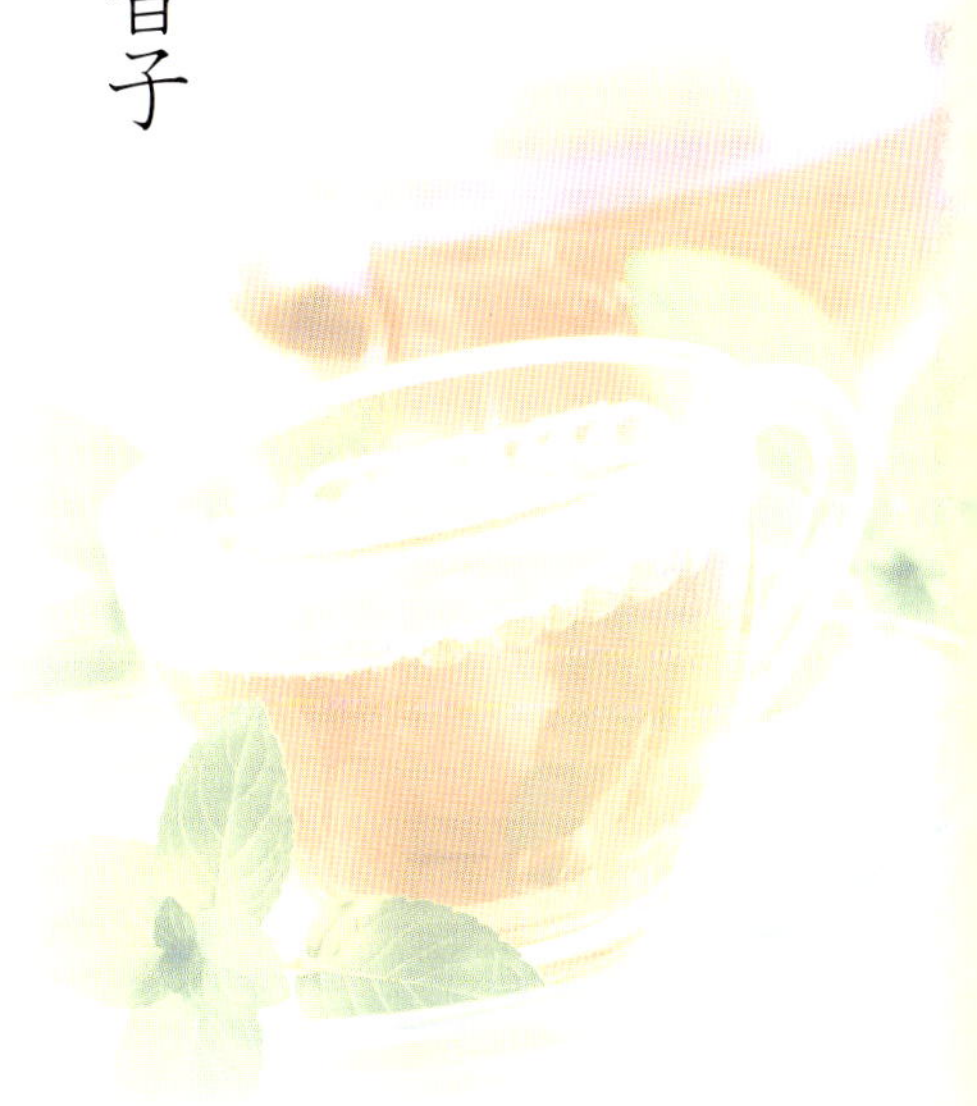

片桐智子
Tomoko Katagiri

植物《ハーブ》からの贈り物

美しく健康で生きるために

文芸社

植物《ハーブ》からの贈り物
美しく健康で生きるために

目次

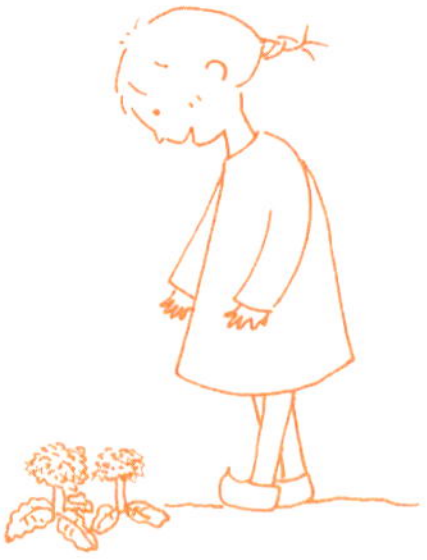

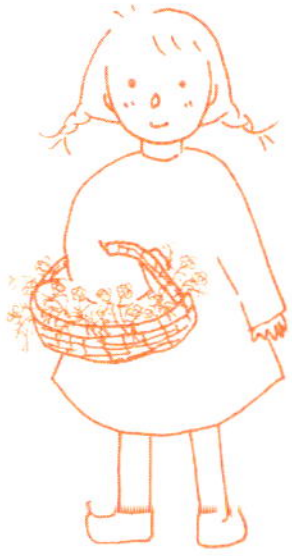

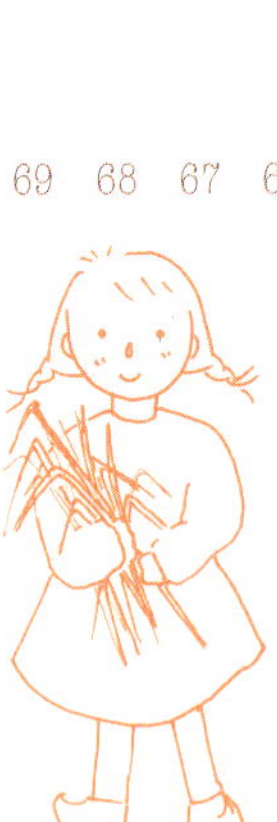

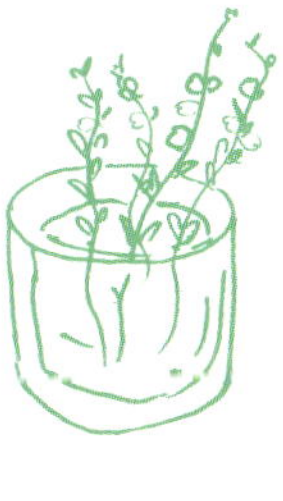

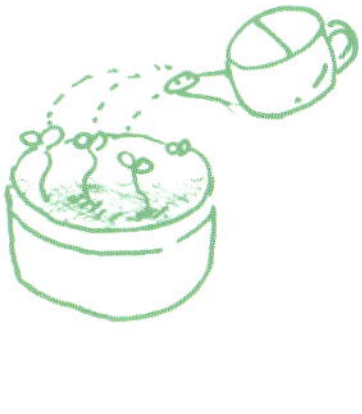

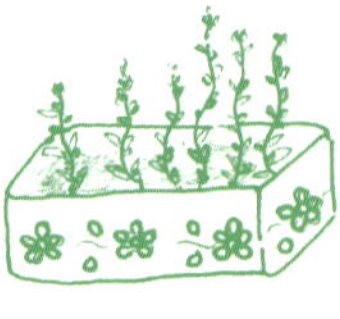

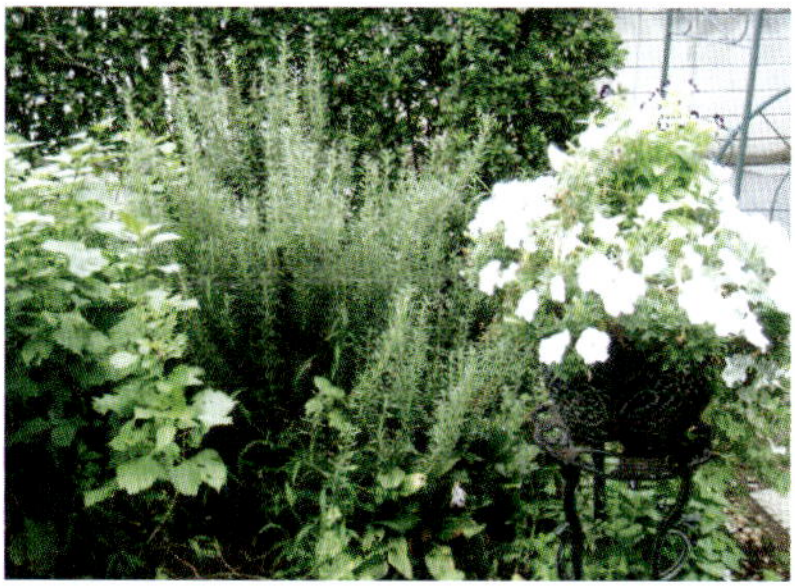

はじめに――植物の持つ不思議な力

散歩の途中、季節の花々が一面に競い咲く庭や、公園の花壇の中にもハーブが植えられているのを見かけ、足を止めてしばし時を過ごすことがあります。

最近では、それほど特殊なものではなくなったハーブは、少しずつ生活の中に息づき人々の心や体を支えています。

私たち人間は自然の中で生きるもので、季節の移り変りを見過ごすことはできません。いつまでも美しく、若々しい健康を維持していくためには、自然界の大きな力を知り、共生できることが第一と考えます。

古代より自生してきた植物であるハーブが、身近なところで私たちに大きな恵みを与えています。庭に植えられたハーブも、体の不調などの緩和に役立つこともあります。

今自然界を取りまく環境は破壊の方向へと進みつつあります。これが私たちにどのように関わっているのかは、自然の営みに変化が起こることにより、さまざ

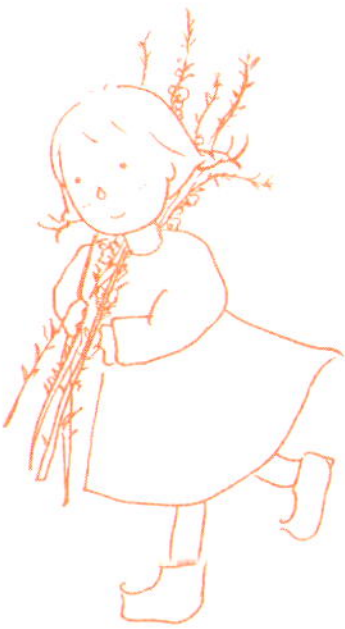

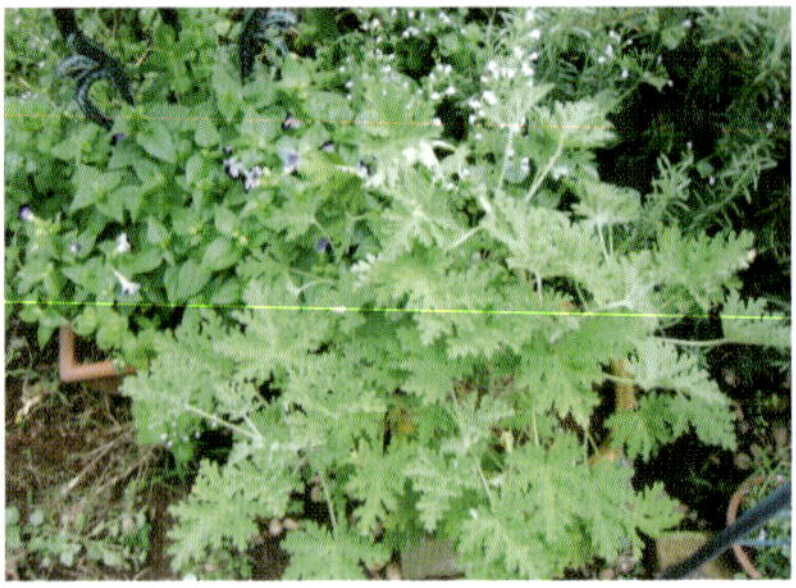

まな形で知らされます。

たとえば、ストレスもこの自然の営みの中でホルモンの代謝を崩し、その代表的な疾患が花粉症などのアレルギー疾患として、多くの人を悩ませています。そのほかにもじんましんやアトピー性皮膚炎など皮膚に出るもの、アレルギー性鼻炎や気管支喘息など呼吸器系に出るもの、不眠・不安などの精神面に出るものなどがあります。

そんな中で植物の不思議な力を持つハーブへの関心が、現代社会の自然な現象として、さまざまな分野で注目を集めています。私たちの身の回りで起こるストレスもまた、ハーブの力を必要としていることが、カウンセリングやメンタルケアなどでも明らかになっています。

ハーブは歴史的にも古くからその効果が立証され、世界中で使われている薬草で、広い範囲で活用され、日本では当初ポプリなど、香りを中心に知られるところでしたが、健康に関心が高まっているここ数年で、ハーブティーを含めた食やアロマセ（テ）ラピーなど、医療の中にも浸透してきました。

現代の複雑な社会に生きなければならない我々にとって、ハーブは、日常的にも必要な力の源になるのかも知れません。

植物の持つ不思議な力

はじめに

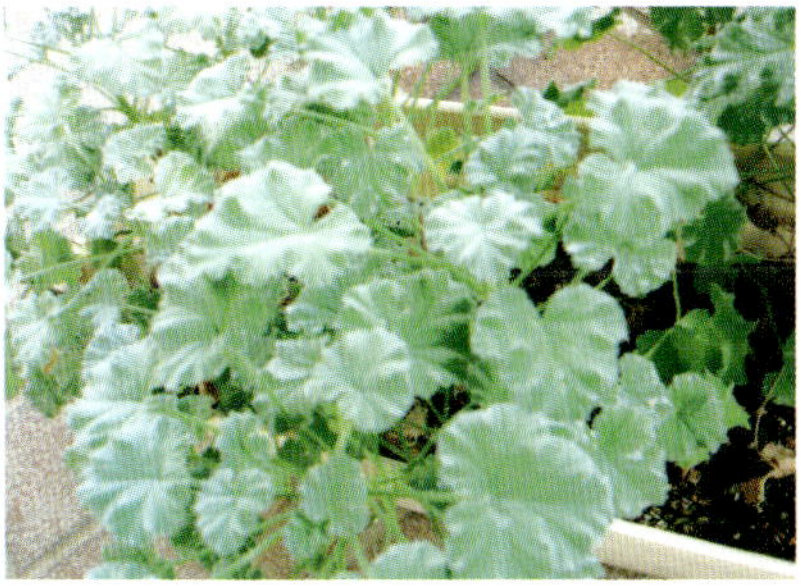

身近なハーブから、具体的にその使い方や効果・効能など、知っていると生活の中へ自然な形で取り入れられ、自分を取り巻くストレス環境が緩和されるであろうと、おおいに期待できるのではないかと思います。

街のティールームやレストランにも、ハーブティーが置かれるようになりました。ステイタスの意味合いからはもちろんですが、心身の不調や季節の変わり目など、ハーブティーはおすすめです。

ハーブのクッキーやパウンドケーキは、プレゼントとしても喜ばれるファッショナブルなもので、私のハーバルキッチンでもとても人気があります。またハーバル薬膳は、健康的な食生活をめざす多くの人々に知ってほしいという思いをこめた、私のオリジナルメニューです。

ハーブは元来ワイルドな植物で、自然の中でこそ生き生きと育ち実るものです。庭の垣根の下やベランダなど、ほんの少しのスペースさえあれば充分育てられます。

ここに登場するハーブは、園芸店などで苗や種を購入できるものです。手始めに、おなじみのミントのひと鉢を育ててみることから挑戦してみませんか。

ハーブを知ることで毎日を明るく健やかに、そして多くの人にその知識が広がり、植物の力が人々の健全な生活を支えることを願っています。

本書で紹介しているハーブからのさまざまなデータや情報などは、日本ハーブ振興協会や情報誌「ルネサンス」などからのものを参考に、わかりやすくまとめたもので、長年にわたる料理家としての私の経験と、今注目されているＨｅｒｂａｌ・Ａｒｏｍａの現状を伝えるものです。

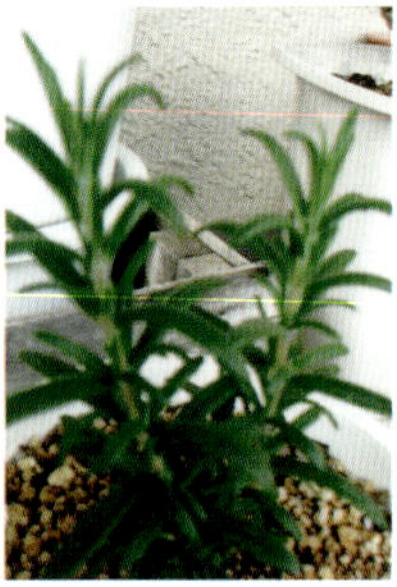

1章 ハーブのプロフィール

ハーブとは

ハーブの語源は「緑の草」「薬草」というラテン語のＨｅｒｂａ（ヘルバ）に由来しています。最近では草に限らず花、実、木の葉などを含め、香りのある植物や薬用、食用になる植物の総称になっています。ハーブは暮らしに役立つ植物ということで、広い意味で解釈するとすべての植物がハーブといえるかも知れません。ハーブの美しい彩りや可憐な花を観賞したり、香りを楽しむことはもちろんですが、美容や薬用から料理など日常生活で広く使われ、親しまれてきました。

ハーブの呼び方もよく耳にする一般的な呼び名がありますが、地域によって名称が異なりいろいろな名前で呼ばれるので、世界的に共通した「学名」がつけられています。そのほかにも「英名」、「別名」、「和名」などがあり、それらを折に触れて知っておくと、ハーブへの関心も深まり親しみやすく、身近な植物として、知識が高められると思います。

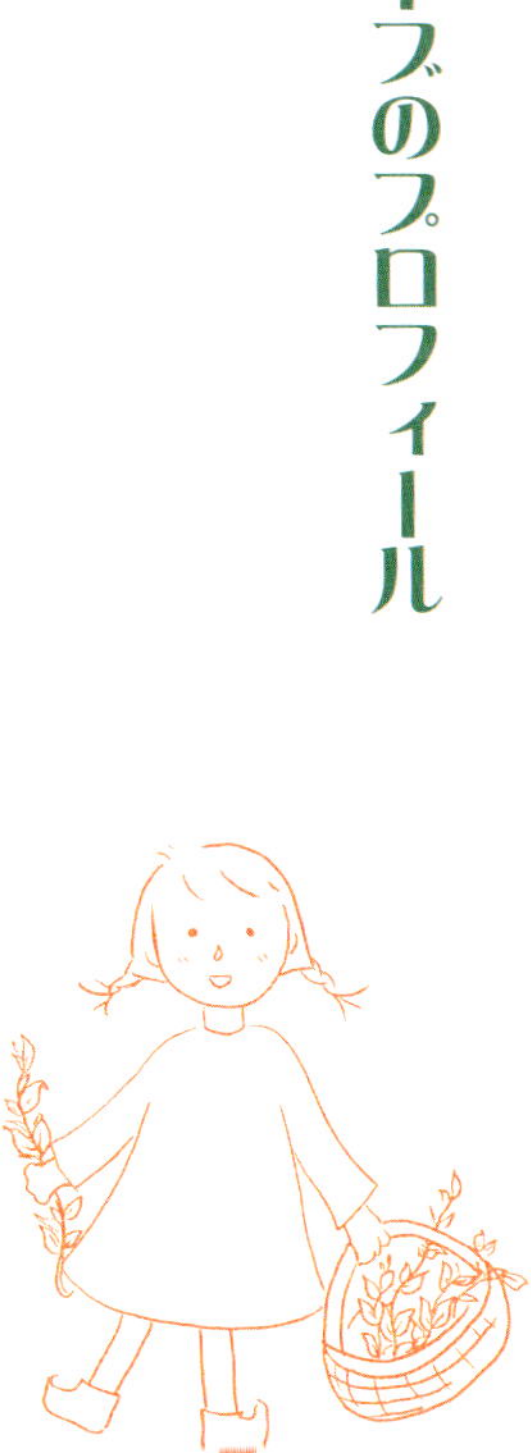

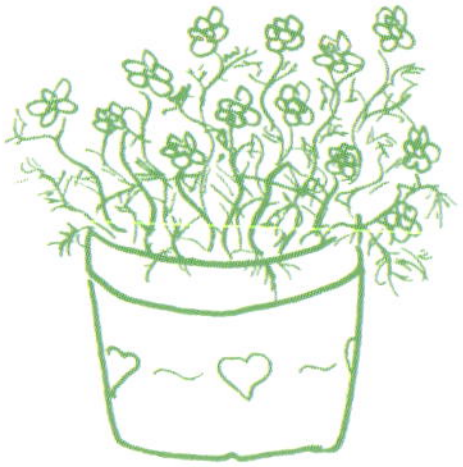

ハーブの歴史

ハーブの利用は紀元前四〇〇〇年頃エジプトにはじまり、その後ヨーロッパに広がりはじめたといわれていますが、その頃はまだきちんとした効用は認識されていませんでした。紀元前二八〇〇年頃には、古代エジプトでミイラ作りの防腐剤としてハーブが使われていたそうです。ハーブが薬草として認められたのは、エジプトの祈祷師イムヘテプが、医療として使ったことにはじまると一般的にいわれています。

　その後ギリシアやローマに伝わり、ヨーロッパ全土に広まっていき、新しいハーブも栽培され始めました。しかし産業革命以後、医学・科学の発展により、合理的で即効性のある化学薬品が脚光を浴び、二〇世紀になると人工的に合成された薬品などによる副作用が表面化し始め、自然治癒力に目が向き再びハーブが注目されるようになったのです。

　わが国でも『古事記』などにはニンニクやユズなどの和製ハーブの名前が登場してきます。中医学の伝来に影響され八世紀頃には病気治療薬として利用されるようになりました。一〇世紀頃になると和製ハーブだけではなく、西洋ハーブも

1章 ハーブのプロフィール

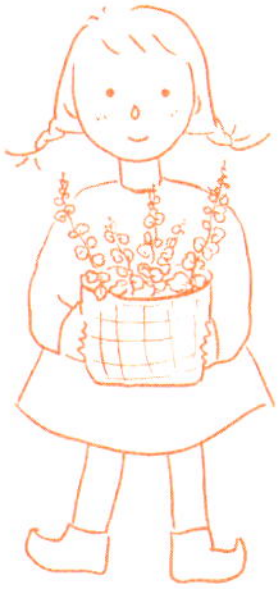

栽培され始めたということです。明治時代になると西洋野菜や薬草が次々と取り入れられましたが、一般の家庭の食卓に登場するほど普及はしなかったようです。日本でハーブという言葉が浸透し始めたのはこの二〇年くらいのことです。

ハーブの歴史の流れをかんたんにまとめてみましょう。

- 紀元前四世紀頃……医学の父といわれるギリシアのヒポクラテスが二〇〇種類の薬草を栽培し医療へ活用。
- 紀元前三世紀頃……アリストテレスの弟子で哲学者でもあり、植物の父と呼ばれたギリシアのテオフラストスが記した最古の本草書（植物誌）に「香料は芳香物質の効力から、治療作用を有するものと考えられる」などと、香料についての詳しい記述を残す。
- 一世紀頃……ギリシア、ローマで香料の文化が華やかになり、ギリシアのディオスコリデスが実証的な植物学医学原典でもある『マテリア・メディカ』を著し、約六〇〇種の薬草について記す。一六世紀に至るまで、薬草鑑定のバイブルとして使われてきた。
- 二世紀頃……ギリシアのクラウディスが植物療法をはじめて体系化した本草書『ジムブリキリス』を著し、古代医学の巨人といわれたローマのガレンは先人

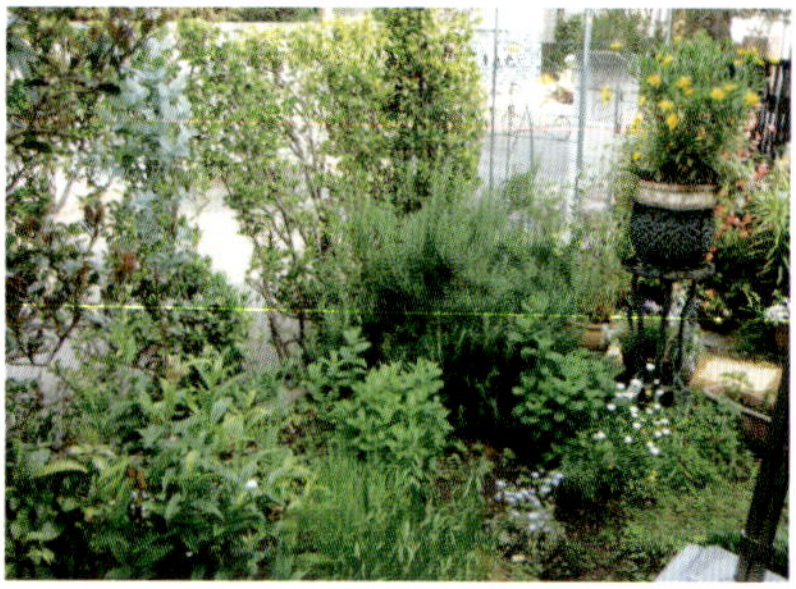

の残した書物を検討・研究し自らも学説を打ち出し、自然治癒力を重視しながらも生薬を症状別に分類・調剤し、生薬はガレン薬、処方した製剤はガレヌス製剤と呼ばれていた。

- 一〇世紀頃……アラブのイブン・シーナが精油の蒸留法を確立させ『医学典範』（キタブ・アル・カンヌ）で精油について著した。
- 一六世紀頃……イギリスの植物学の父として有名な薬草専門家のウイリアム・ターナーが薬用植物の熱、冷、乾、湿への分類を究める。またイギリスのハーバリスト、ジョン・ジェラードがロンドンに薬草園の薬草をまとめた『本草あるいは一般の植物誌』を著す。同じくイギリスのハーバリスト、ジョン・パーキンソンが『広範囲の本草学書』（園芸植物図鑑）を著し、イギリスの医師でハーバリストのニコラス・カルペッパーは化学合成物質を使用する医師たちを批判する書物を著した。この頃が薬草学者の黄金時代となり、薬草についての人々の知識が深まった。
- 一九世紀初頭……自然医学主義の創始者アメリカのサミエル・トムソンが先住民が使っていたハーブ療法を行う。またアメリカのウースターは病気の分析には西洋医学、治療にはハーブを、ということを実践。

・二〇世紀頃……フランスの科学者ルネ・モーリス・ガットフォセが研究中に負った火傷にラベンダーの精油が有効であったことから『芳香療法（アロマテラピー）』を著し、アロマセラピーという言葉を作った。その後ようやく科学的に精油の研究が行われるようになり、現在のように心身のリラックスなどに使われるようになった。二十世紀後半には『アロマテラピー（芳香療法）の理論と実際』（ロバート・ティスランド著、高山林太郎訳）がフレグランスジャーナル社より出版される。

ハーブによる免疫力の強化

人は生活をしていく中で、さまざまな細菌やウイルスなどにさらされています。有害な物質が体内に侵入してきた時に、排除しあるいは攻撃して自分を守ろうとする働きが備わっています。このシステムを「免疫」といいます。

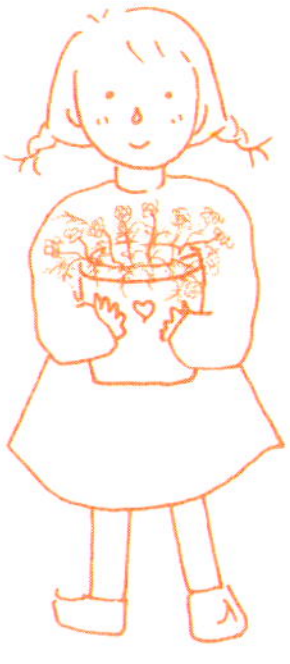

免疫力が低下すれば、細菌やウイルスに感染し病気になりやすくなりますし、免疫力が強ければ、有害な物質が侵入しても防御できるので、病気になりにくい

のです。

ハーブの持つパワーで特に注目されているのは、免疫力を強化する働きがあることと、抗菌作用の二つです。

ハーブが老化防止にも一役

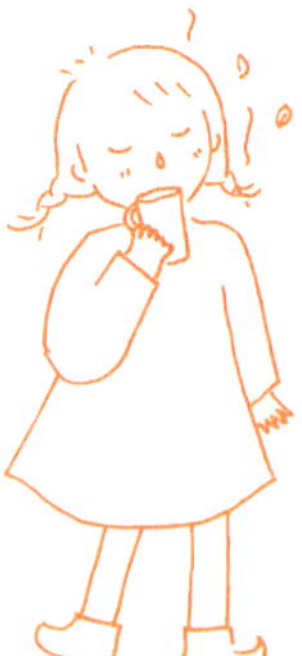

私たちは、毎日の食事などで得た栄養素を、体の中で酸素を燃やすことによってエネルギーを発生させ、そのエネルギーによって生きていますが、この時に**活性酸素**と呼ばれる物質が発生します。
この**活性酸素**は酸素が非常に不安定になった状態のもので、私たちの細胞を酸化させます。そして、細胞や遺伝子にダメージを与え、それによってシミやシワなどばかりでなく、さまざまな状態の老化の原因になるといわれています。
活性酸素は老化が大きなテーマとなっている現代医学でも、注目を集めています。老化は、ただ年をとるということだけでなく、体のいろいろな組織を衰えさせています。

老化が引き起こす具体的な現象として、以下のようなことがあげられます。

- 皮膚細胞の老化→シミ・シワ
- 血管の老化→動脈硬化などの生活習慣病を引き起こす
- 脳の老化→ボケにつながる

老化の予防には、その原因の一つになる**活性酸素**の働きを軽減することが大切であることがわかりました。そして、それを軽減する働きをする抗酸化作用に必要な**抗酸化物質**も、重要視されています。

この**抗酸化物質**の一つとして注目されたのが、多くのハーブです。ハーブには、ビタミン（C・E・P）、カロチン（リコペン）、クエン酸（有機酸）、ミネラル（亜鉛・セレン）、SOD（活性酸素除去酵素）、ポリフェノール（カテキン・フラボノイド・タンニン）などの抗酸化物質が含まれていることがわかったからです。

食物（ハーブ）から抗酸化物質を多くとり、**活性酸素**を撃退する生活習慣を心がけてみてはいかがでしょう。

2章 ハーブティーでリフレッシュ

ハーブのある暮らし

　私のハーブとの出会いは今から三〇年以上も前のことで、小さな庭にミントやゼラニュームを植えたことが始まりです。当時は種や苗なども身近なところにはなく、もちろんハーブガーデンなどという施設もあまり知られてはいませんでしたので、〝ハーブ〟という活字だけを頼りに遠方まで求めに出向いたものです。

　最近では、ハーブの苗や種も園芸店などに多く見られるようになり、その不思議な香りと可憐な花に魅せられて、多くの人が庭やベランダで育てているのを見かけるようになりました。

　私が育てたハーブは、仕事がら主に料理やお菓子作りに使うことが多く、時には芳香料やバスハーブとして利用していますが、ハーブティーとしても日常的に使い、いずれも最盛期にはフレッシュハーブで、刈り取ったものをドライハーブにして使っています。

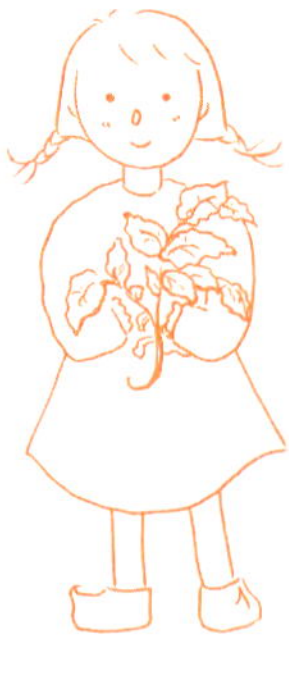

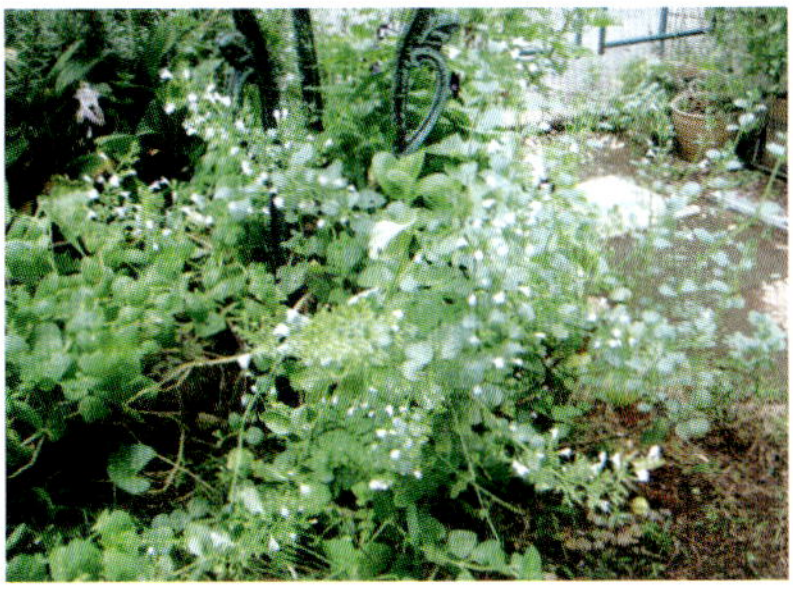

ドライハーブは専門店も数多くあり、価額にもそれぞれの幅があります。大型店の棚にも並ぶようになりましたが、品質には大きな差があることも見逃せません。

ハーブは香りの要素だけではなく、その優れた成分に効果効能があることを期待されているもので、品質には特に注意が必要です。

ハーブの形態による分類

ハーブにはフレッシュハーブとドライハーブがあります。

フレッシュハーブは、自分で種をまいて庭やプランターで育てたハーブや、園芸店やスーパーなどで売られている生のハーブをいいます。

ハーブは野菜などと同じ植物です。栽培の状態や環境などにより、味や成分・質にも違いがあります。自生（ワイルド）のハーブは自然の状態で育っているので、自然環境の厳しさに耐える力を持ち、その土地に適していて肥料を与えなくとも充分に育ち、その環境に適した理想的なハーブといえます。

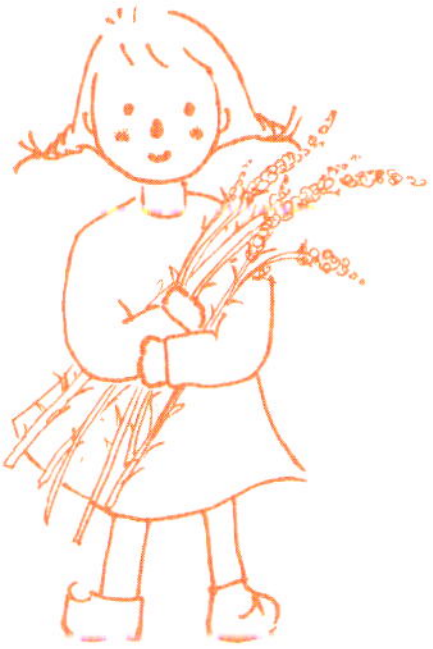

また有機栽培のハーブは、無農薬か有機肥料を使用して栽培しています。野菜も一般的には有機栽培が多く利用されています。

欧米諸国では、有機栽培の厳しい基準があり、その基準を満たしているハーブには証明書が出されているほどです。日本でも野菜などに有機栽培の基準が定められ、欧米に近いものになり、安全性が高く成分的にもすぐれたものが多いといわれているので、有機栽培のハーブは、安心して使うことのできるハーブです。

他にハーブの栽培では、減農薬・減肥ハーブなど、他に農薬を使用し、化学肥料で栽培されていると思われるものもあります。これらは、ハーブの摂取と同時に残留農薬などを摂取する恐れもあり、安全性の面や色・味・香りなどの視点からも、なるべく避けたいハーブといえます。

ハーブを乾燥させる方法として、大きく分けて自然乾燥とドラム（機械）乾燥があります。

自然乾燥は、ハーブを採取してからそのままの自然な形で乾燥させたもので、色や状態のよいドライハーブになります。成分的にも損失が少ないので、理想的な乾燥方法といえます。

ドラム乾燥は、ハーブを採取して大型の乾燥機で一気に乾燥させる方法で、色

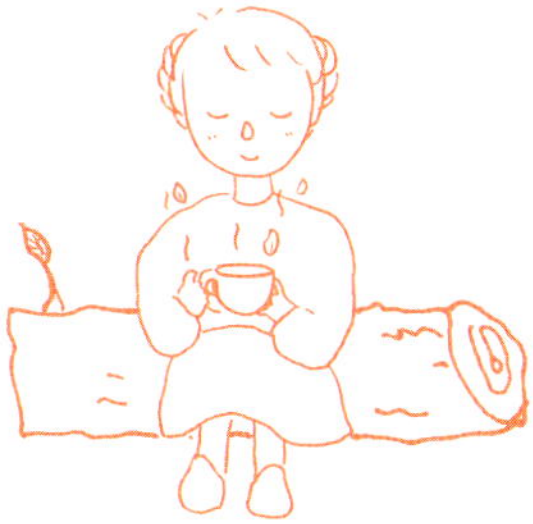

が全体的に退色することはまぬがれません。低コストなので多く利用されていますが、自然乾燥のものと比べると色などでも違いがわかります。

ドライハーブを長期に保存する場合は、大きめな形状又はカットで乾燥させたものを購入することをお薦めします。小さなカットのものは、成分抽出の効率はよいのですが、酸化や劣化が早くなります。

六月〜一〇月の高温・多湿な時期になりますと、ハーブの中に「ポプリ虫」と呼ばれるこげ茶色の小さな虫が発生することがありますが、この虫は人体には無害といわれ、欧米では「安全なハーブの証し」として、あまり気にしないそうです。

ドライハーブを保存するには、ガラスや陶器製でふたやゴムパッキンのついた密閉容器に入れ、乾燥剤を入れて冷暗所で保存します。直射日光や高温、多湿を避けることが大切で、ハーブ名や製造年月日の記入をしておくことも必要です。

ハーブは、種類や使われている部位によっても、使用期間は変わります。ドライハーブを購入するときは、生産地・製造方法・製造年月日（賞味期限）の表示があり、乾燥剤が入っているものが理想的です。開封したものはなるべく早く使いきること、また一度に大量の購入を避けることがポイントです。

フレッシュハーブは生のため、香りは非常によいのですが取り扱いに注意が必要ですし、保存もききません。ハーブティーなどに使うときには水分が多いため、ドライハーブと比べてかなりの量が必要になります。ドライハーブは長期保存が可能ですし、フレッシュハーブより種類も多くいろいろなブレンドが楽しめ、フレッシュハーブでは青臭さが残っても、ドライだと飲みやすいということがあります。

それぞれいろいろな特徴がありますので、用途に合わせて選んでみるとよいでしょう。

おいしいハーブティー

植物の持つ薬としての力を上手に用いたハーブティーは、その長い歴史の中で実に幅広く活用されてきました。ハーブティーにはたくさんの有効成分が含まれています。ハーブティーの魅力は、色、香り、味です。いくつかのハーブをブレンドすることで、それはより豊かになり、相性のよいものを選んでブレンドする

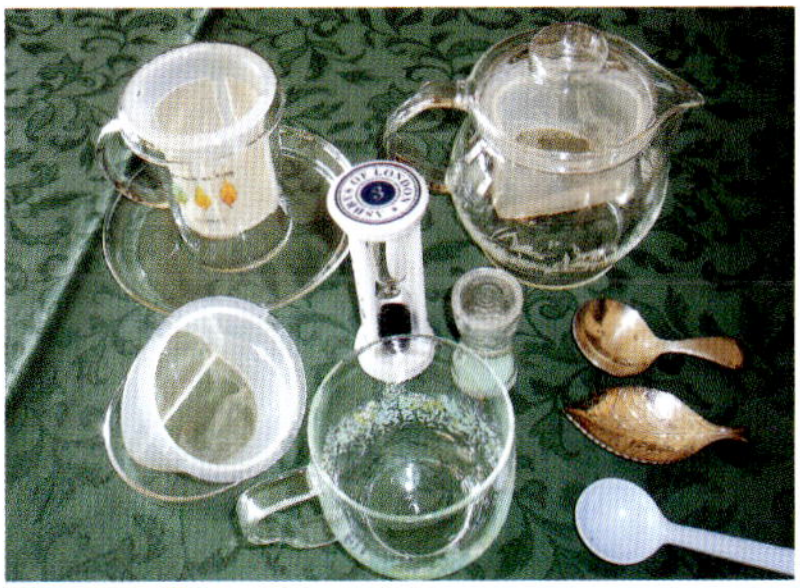

ことで、相乗効果を得て効果的に、しかもおいしくなります。

はじめてハーブティーに触れられた方の中には、ハーブティーを飲んで「飲みづらい」と感じる方もいるでしょう。そんなときには飲みなれているお茶とブレンドしてみることをおすすめします。

ハーブティーをいれる場合、好みのハーブのほかにティーカップやポットが必要です。金属製のものはハーブに含まれている成分が化学反応を起こす可能性があり、使用する茶漉しなどもプラスチックやステンレス、ガラスや陶器以外は使用しないほうがよいでしょう。ティーカップの中に茶漉しが入っているふたつきのハーブティー専用のカップも多く出回っています。近頃ハーブの種類が豊富になり手軽に手に入るようになりました。中にはとても細かく砕かれたハーブもあります。それらは陶器の茶漉しではハーブそのものが一緒に出てしまいますので、目の細かい（絹目）ものがおすすめです。

- ティーカップ一杯に使用するハーブの分量は、ティースプーン一杯（約三グラム）といわれていますが、形状による嵩の違いがあります。
- ハーブティーをいれるお湯の温度は、沸騰したお湯をひと呼吸おいてティーカップに注ぎ、ふたをして三分待ち、中のハーブを取り出していただきます。

ここでは幅広く知られているハーブを使って、飲みやすいオリジナルブレンドのハーブティーを紹介します。

ローズレッド

ローズはハーブの中でももっとも多くの人に知られ、幅広く使われているハーブです。女性にとって永遠の憧れである美の象徴クレオパトラ。多くのエピソードを持つクレオパトラですが、彼女が愛したバラの花は私たち現代の女性にも、美しさへの献身を与え続けています。

ハーブとして使われるローズには、ローズレッドとローズピンクがありますが、花はローズレッドで実はローズピンクを使います。もちろん例外もあり、最近ではローズイエローやホワイトなども仲間入りしているようです。

ローズレッドは、「アポカテリーローズ」（薬屋のバラ）と呼ばれ、そのほとんどが薬用に使われていました。ヨーロッパでは、日常的に欠くことのできないバラの花で、ハーブティーもそのひとつです。

ローズレッドは、不安やうつの緩和、メランコリックや神経の安定など、また肝臓や胃腸の疲れ・便秘にも使われ、ホルモンのバランスを整える作用もあり、

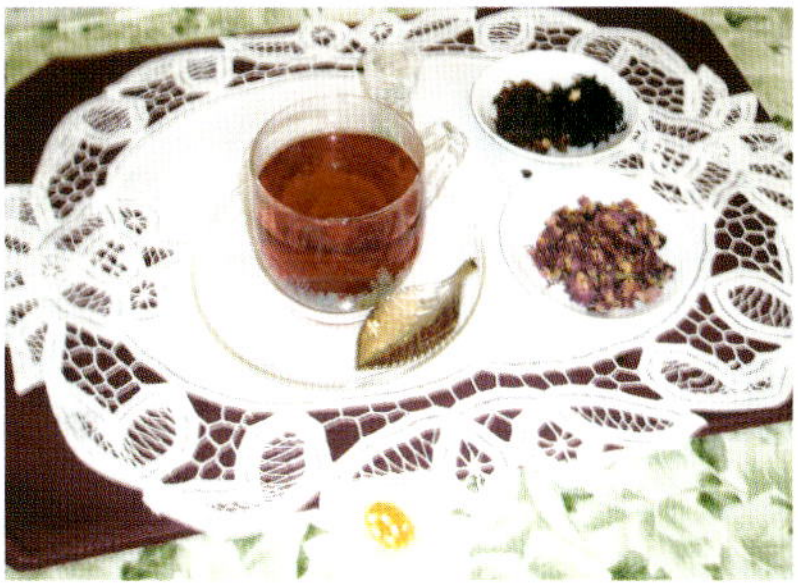

ストレスの多い現代人にピッタリのハーブだと思います。特に女性は、ストレスによりホルモンのバランスを欠くことで、さまざまな症状が現れ生活に支障をきたし、肌にも影響を受けます。

●ローズレッドのオリジナルブレンドティー

魅惑のバラ

ローズレッド……小さじ1
ハイビスカス……小さじ1
ローズヒップ……小さじ1

*ハイビスカス——別名ローゼルといい、ハーブティーではがくの部分を使います。美しいルビー色で酸味があり、女性には人気があります。利尿作用があり、疲労回復、むくみの緩和によいとされ、ビタミン、ミネラルが豊富に含まれたハーブです。

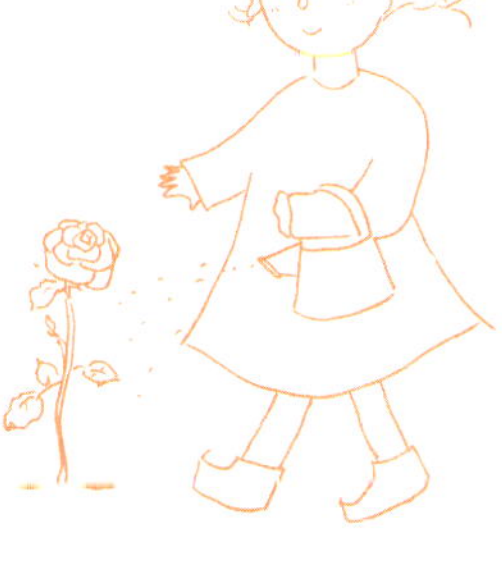

*ローズヒップ——ハマナスの実で、ビタミンCの含有量はレモンの二〇倍といわれています。これはグアバやアセロラに次ぐもので、Cのほかにもビタミン

A、B、Eも含まれています。ストレスのたまりやすい人や便秘、疲れ目にも効果があります。
美と健康のためのブレンドティーです。ぜひ続けて明日のために輝いてください。

ラベンダー

「香りの女王」といわれるラベンダーは、だれもがその香りに魅せられ憧れるハーブといえるでしょう。初夏にかけての北海道・富良野への旅もその理由のひとつとして考えられます。

ラベンダーは地中海沿岸が原産で、数多くの品種の中でもイングリッシュラベンダーと呼ばれているものが代表で、日本の風土にも合う多年草です。ラベンダーの語源は、「洗う」「浄化」の意味で、ローマ時代よりハーバルバスや洗濯のすすぎなどに使われてきました。

ラベンダーのハーブティーはシングル（単独）で飲むより、ブレンドでの飲用をおすすめしたいハーブです。相乗効果を得て、味もその働きもよくなるといわれています。不眠やイライラの緩和、鎮静・鎮痛の働きがありリラックス効果も

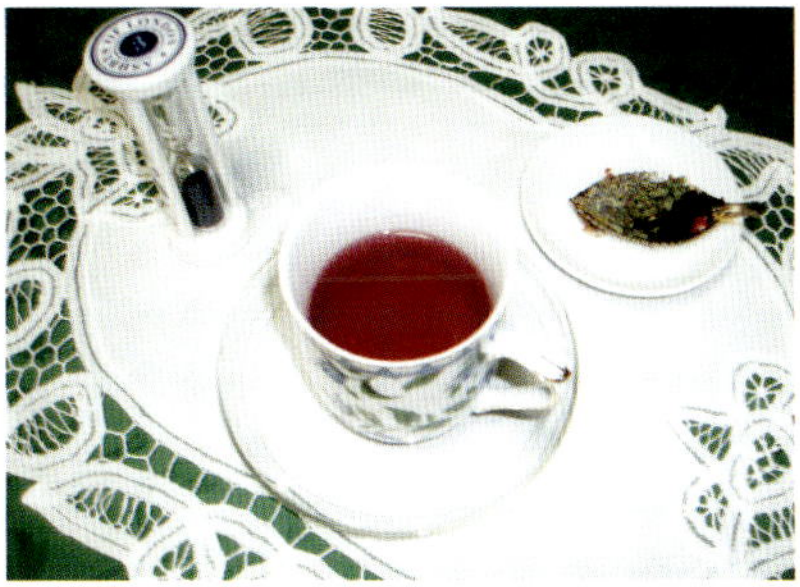

期待できるものです。

●ラベンダーのオリジナルブレンドティー

香りの花束

ラベンダー……小さじ½
スペアミント……小さじ⅓
ハイビスカス……小さじ½

＊スペアミント――ハーブティーではペパーミントよりスペアミントのほうが作用が穏やかで甘味があって使いやすく、多く利用されています。日常生活では、うがいや湿布、デオドラント製品に配合されています。メントールの清涼感が呼吸器の不快感の緩和に役立ちます。

＊ハイビスカス――25ページ参照。

ジャーマンカモミール

ハーブティーにあまり馴染みのない人でも、このカモミールを知らない人はい

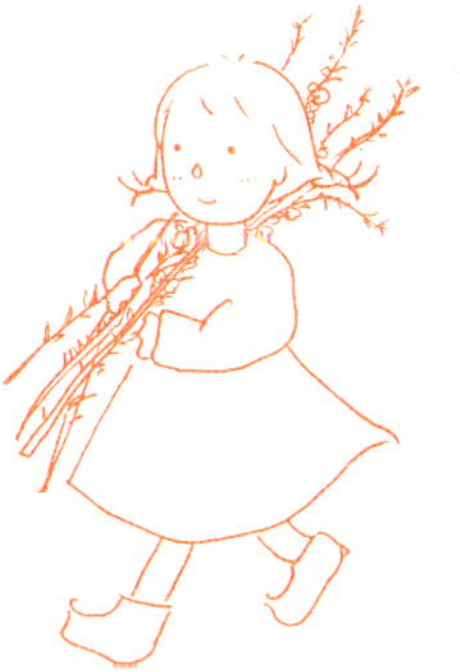

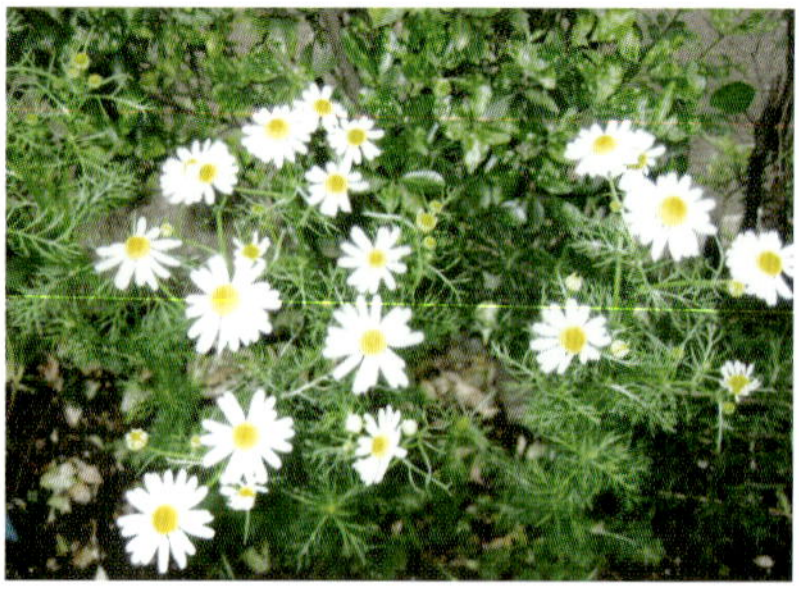

ないのでは、と思うほどポピュラーなハーブのひとつです。

私も、フランスのカフェではじめてハーブティーに出会ったのが、カモミールティーでした。ティーカップの中にカモミールの小さな花がひとつ、浮いていたのを思い出しました。

カモミールはその可憐な花からは想像しにくいのですが、「踏めば踏むほどよく育つ」といわれ、繁殖力旺盛な強い植物で、その生命力の強さから、「逆境におけるエネルギー」ともいわれています。

ハーブティーにはジャーマンカモミール、エッセンシャルオイルではローマンカモミールが使われています。

名前の由来は、古代ギリシャでは「カマイメロン（大地のリンゴ）」といわれ、りんごのような甘い香りがあり、飲みにくいハーブでも、ブレンドすると飲みやすくなります。

解毒作用、生理痛の緩和、ウイルス性皮膚病、また発汗・抗酸化作用があるといわれています。

カモミールは、美容効果のあるハーブです。残ったハーブティーは化粧水代わりに使うこともできます。

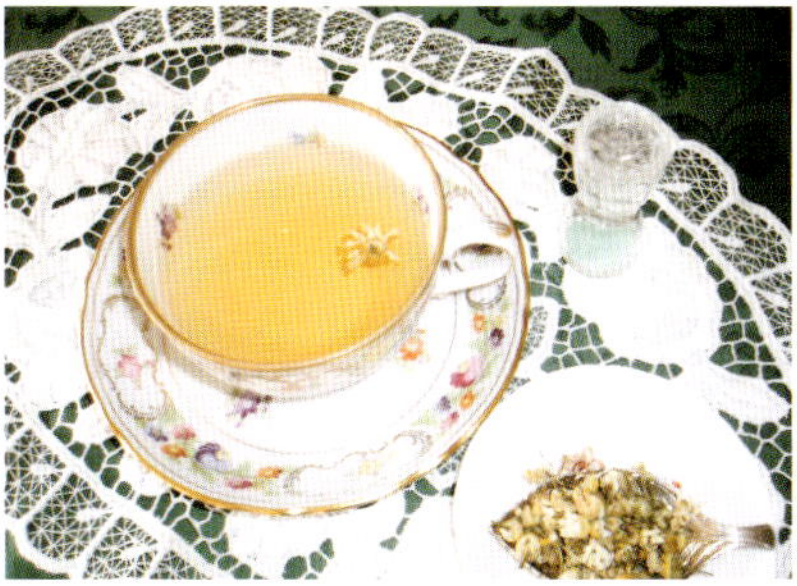

●ジャーマンカモミールのオリジナルブレンドティー

春の詩

ジャーマンカモミール……小さじ1
レモンバーム……小さじ$\frac{1}{2}$
カレンデュラ……小さじ$\frac{1}{3}$

＊カレンデュラ――マリーゴールドの別名で、和名のキンセンカのことです。古くはローマ時代から利用され、解毒効果があり、ウイルス性皮膚病によいとされています。

＊レモンバーム――31ページ参照。

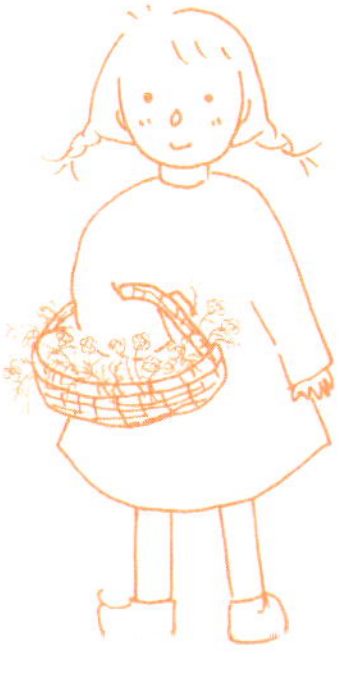

ストレスと自然界との関わり

ストレスの影響が人によってさまざまな症状として現れることは、先に述べた

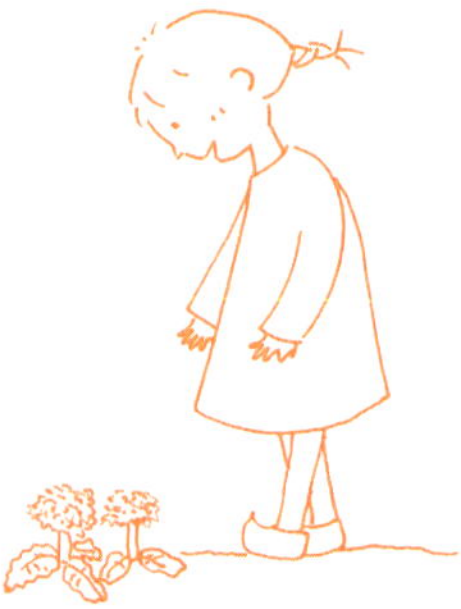

通りですが、このストレスが自然界と大きく関わっていることも見逃せません。

二月の節分明けから五月の連休頃までが、自然界では春にあたります。この時期の特徴は、気候の変化が厳しいことです。特に二月はまだ冬といいたいところですが、自然の営みからみるとすでに春の兆しが現れているのです。木の芽がふくらみ、吹き出す準備を始めています。人間も自然界の一員である以上、この変化をまぬがれません。ホルモンの代謝が非常に変化する時期なのです。

ストレスとはもともと物理学に使われていた言葉ですが、カナダの生理学者であるハンス・セリエ博士が一九三六年にイギリスの雑誌「ネイチャー」誌に「ストレス学説」を発表したことから、この言葉が医学の分野で使われ始めました。

生物が外的あるいは内的な刺激に適応していく過程そのものを概念化したものだからです。つまり、気候が変われば それに適応し、飲み水が変わればそれに適応し、心理的なショックを受ければそれに適応していく、そうした環境に適応していく時の反応とプロセスのことをストレスというのです。

ストレスについてのキーワードは、セルフチェック＝気づくこと、セルフコントロール＝リラックスです。

症状が悪化している場合は、カウンセリングが必要と思いますが、日常の中で

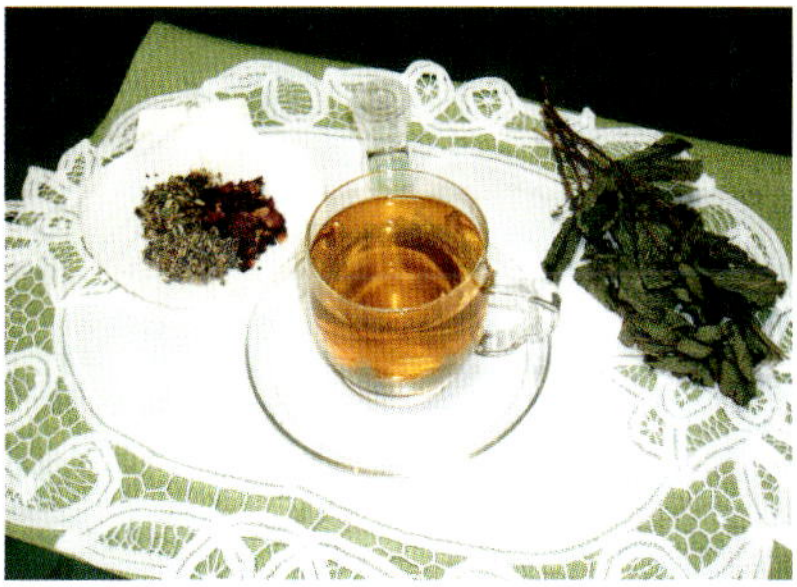

自分自身で気づき、生活の中で自然にコントロール（リラックス）することで、早めに対処することができると思います。

ここではそんなときにおすすめの、ストレスを緩和させ安らぎをもたらすブレンドハーブティーを紹介します。

レモンバーム

バームはバルサム（芳香性樹脂）が省略された表現で、その芳香にミツバチが集まることから、はちみつの花ともいわれています。ほんのりとレモンの香りがしますが味に酸味はなく、さわやかなレモンの香りは料理にも使われ、エッセンシャルオイルでは、メリッサと呼ばれて、精油成分が非常に少ないため、簡単に栽培できるわりには高価なものになります。

レモンバームのハーブティーとしての飲用は、ストレスによる消化器系や神経系の不調和の緩和など、頭脳労働に関わる人には特に向いています。レモンバームは、ベランダなどでも簡単に栽培できるハーブです。フレッシュハーブを紅茶にブレンドしても、おいしく効果的に飲用できます。

●レモンバームのオリジナルブレンドティー

安らぎと調和

レモンバーム……小さじ1、½
ラベンダー……小さじ⅓
ローズレッド……小さじ½

＊ラベンダー――26ページ、ローズレッド――24ページ参照。

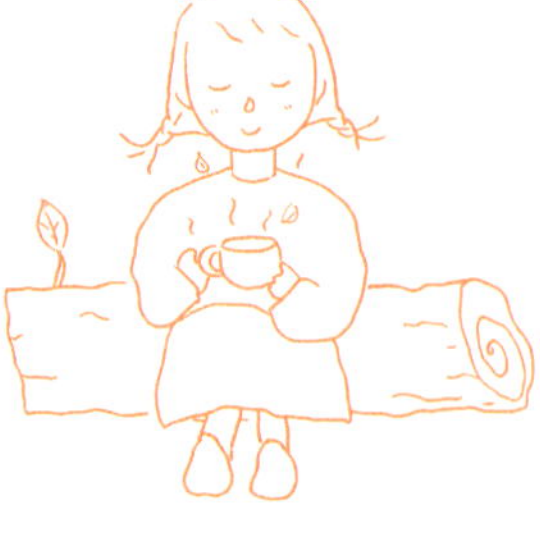

季節の変化と人体への関わり

自然界では、五月の連休明けから梅雨期までが初夏にあたり、この時期は五月病など新しい環境に順応しようとする気力が失われて発病するといわれ、神経が不安定になって「そう」と「うつ」が交互に現れるようです。

またこの時期は、新緑の実に美しい季節でもあり、フィトンチッドがもっとも盛んに発散される季節です。

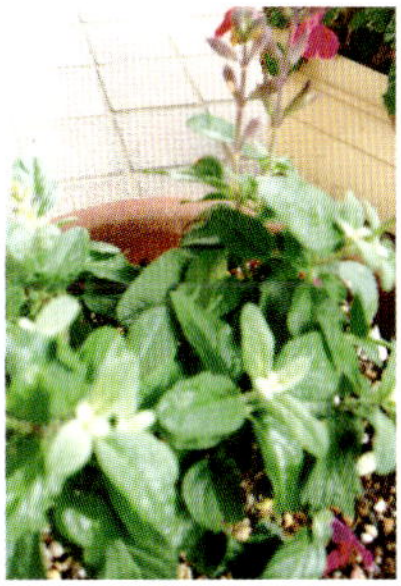

フィトンチッドとは一言で説明すれば「森林の香り」です。でも自然と触れる機会が少なくなった現代では「森林の香り」といわれてもぴんとこないかもしれません。もう少し具体的にいうと「木の香り」。こう説明すれば、みなさんは材木屋さんや新築の木造住宅に漂う匂いやひのき風呂の香りを思い浮かべることでしょう。そして「難しそうないい方をしているけれど、木の香りのことなんだ」と思われるかもしれません。

でも、わざわざ「フィトンチッド」と呼ばれ、また最近その存在が注目されている背景には理由があるのです。植物から出る殺菌性の成分のことで、植物が細菌やカビから自分を守るために、この揮発性の香りの成分を発散しているのです。この殺菌性の成分フィトンチッドは、ほかの生物にとってもマイナスに働くことはなく初夏の森林浴がとても気持ちがよいのはそのためです。

近郊の森林公園や、少しがんばって小高い丘陵を歩くのも、忙しい日常の生活から離れ、リフレッシュできて若返った気分になれます。

土に根ざして生きる樹木は移動することができません。そのため外敵からの攻撃や刺激を受けても避難できないので、フィトンチッドを作り、それを発散する

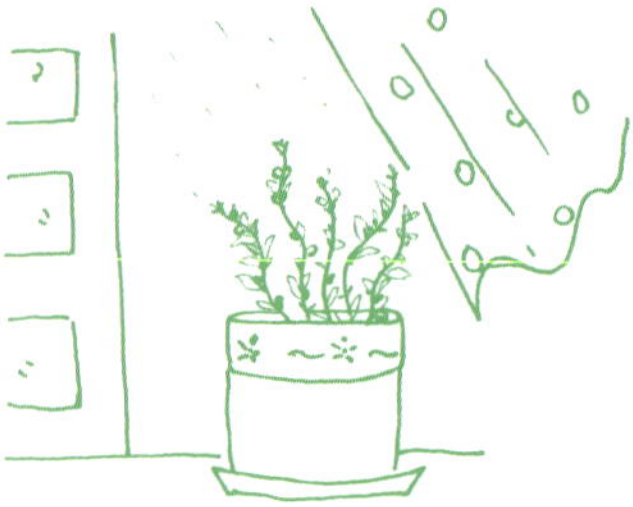

ことで自らの身を守っています。このような、「高等植物が傷つけられると他の生物を殺す物質を発散する現象」を発見したのが、発生学の研究者で、モスクワ動物園実験生物研究所に在職していたトーキン博士です。そして、フィトン（植物が）チッド（殺す）とロシア語の造語で名づけたのです。

植物成分の効果については、さまざまな分野で注目されていると先にも述べましたが、空気中に蒸発した香りの成分は、嗅覚から神経に至り体や心を癒します。肥満や生活習慣病などは、毎日の生活空間の中から改善されることが望ましいことで、ハーブティーの飲用もアロマオイルの効果も、続けることでごく自然な形で結果が出るものだと思います。

六月中旬からの梅雨期に入ると湿度が高まり、皮膚に対しさまざまな影響が及ぼされるといわれます。この時期におすすめのハーブティーを紹介します。

ネトル

ネトルという言葉は「針」を意味する古代英語に由来しています。香りは柔らかく、栄養価の高い「ミネラルの宝庫」といわれ、アレルギーの改善やアトピー

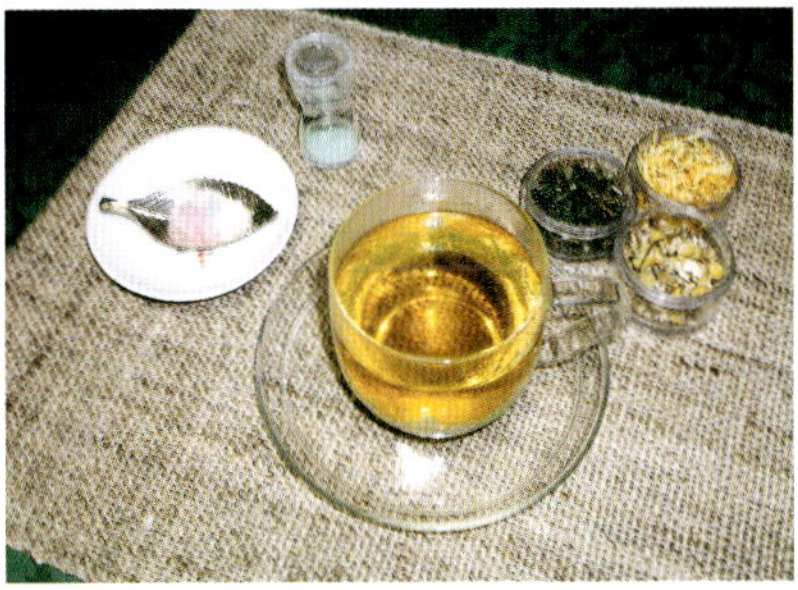

などの皮膚疾患にも使われ、皮膚の正常化を助けるといわれているハーブです。葉緑素を多く含んでおり、鉄分やビタミンCの吸収を高め、ミネラルの含有量が多く、貧血などにもよいのです。

●ネトルのオリジナルブレンドティー

新緑の香り

ネトル……小さじ½
ジャーマンカモミール……小さじ½
カレンデュラ……小さじ1

＊ジャーマンカモミール――27ページ参照。
＊カレンデュラ――29ページ参照。カレンデュラ大さじ2を熱湯一カップをふたつき容器で一〇分蒸らして濃いめに浸出させてから漉し、冷やして利用しましょう。

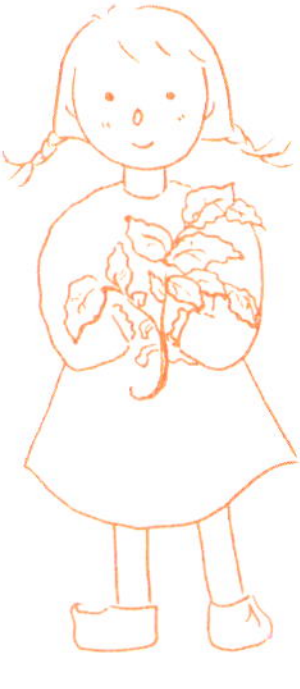

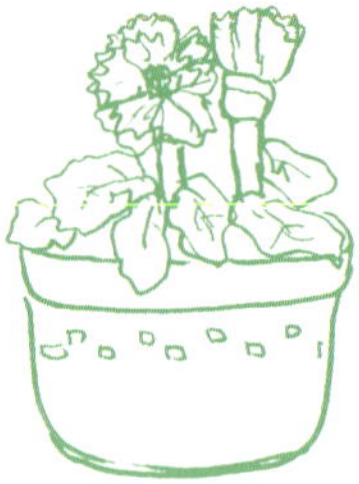

ペパーミント

ミントは古代より、宗教行事に欠かせないハーブでした。ユダヤ教では、シナゴーグ（ユダヤ教の教会堂）の床にペパーミントを敷き、この習慣はイタリアの教会にも伝わり、聖マリアのハーブ（マリア様のハーブ）と呼ばれるようになったといわれています。

このミント（ハッカ）属は、北半球温帯に約四〇種があるといわれています。日本では三種二変種を産し、かつてはこの日本のハッカが世界のミント市場の七割を占めた時代もありました。

古代エジプトの遺跡から発見されたといわれるペパーミントは、スペアミントとウォーターミントの交配種で、繁殖力が強く独特の強い香りが特徴です。セイヨウハッカと呼ばれているのが、ペパーミントで、オランダハッカと呼ばれているのが、スペアミントです。

ミントの種類の中では、スペアミントもペパーミント同様にハーブの領域で多く使われていますが、一般的には、ペパーミントの方が香り作用が強いといわれ、好みや用途によって使い分けられます。

その他に、アップルミント、オーデコロンミントなどの、魅力的な香りの種類

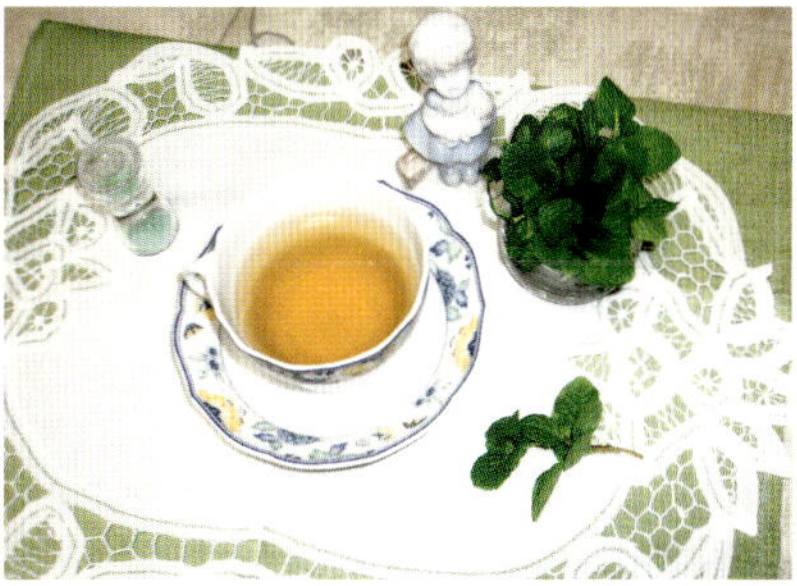

があり料理やお菓子、飲み物、また化粧品や雑貨にも多く使われています。

ミントは、抗菌作用があるといわれるほかに、消化器系の調整をすることも指摘されています。また神経に刺激を与えてリラックスさせるともいわれており、不安や緊張の緩和、心身の疲労回復などにも用いられ、リフレッシュ効果もあります。

防虫・殺菌効果にもすぐれているので、小袋に入れたドライハーブをクローゼットなどに入れておくと、防虫に役立ちますし、部屋にペパーミントの鉢やカットしたものを置いておくと、消臭効果もあります。

●ペパーミントのオリジナルブレンドティー

メンタの願い

ペパーミント……小さじ1/2
ラベンダー……小さじ1/3
ハイビスカス……小さじ1/3

＊ラベンダー――26ページ、ハイビスカス――25ページ参照。

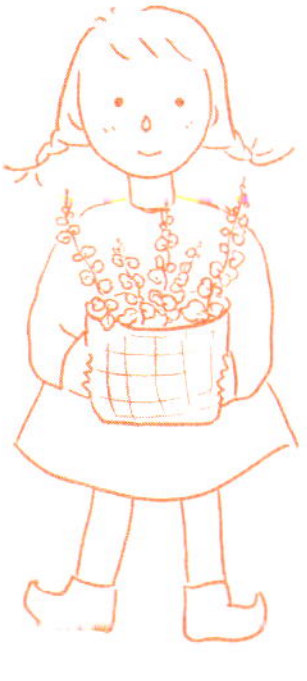

マロウ

夏の陽射しを受けて、鮮やかな赤紫色の花を咲かせているのがマロウです。近頃では庭先でこの花の変種をよく見かけるようになりましたが、これはゼニアオイといってマロウ(ウスベニアオイ)の変種ですが、薬効に変わりはないようです。

マロウのハーブティーは、熱湯を注ぐと鮮やかなブルー(39ページ写真参照)に色づき、色は少しずつ変化してスカイブルーになり、レモンを加えると濃いピンクに、少し置くと淡いピンクにと変わり、色を楽しめるハーブで、欧米でサプライズ・ティーと呼ばれています。鎮痛・鎮静作用があり、また粘膜の炎症を抑えるといわれ、風邪の引き始めやスキンケアにもよいといわれています。日本でもとても人気があり、このドライハーブを手に入れることも容易になりました。

このマロウは、ローマ時代から薬草としてまた野菜としても栽培され、かつてローマ帝国を築いたカール大帝が「領内の畑や庭に植えよ」と、お触れを出したといわれているほどの作物で、葉にはビタミンA、B_1、B_2、Cが含まれ、サラダや炒め物などでも食べることができます。

栽培も容易で、元気な苗を日当たりがよく、風通しのある場所に地植えして成長させ開花した早朝に花を摘み取り、ザルなどに広げて陰干しにしたものを、遮

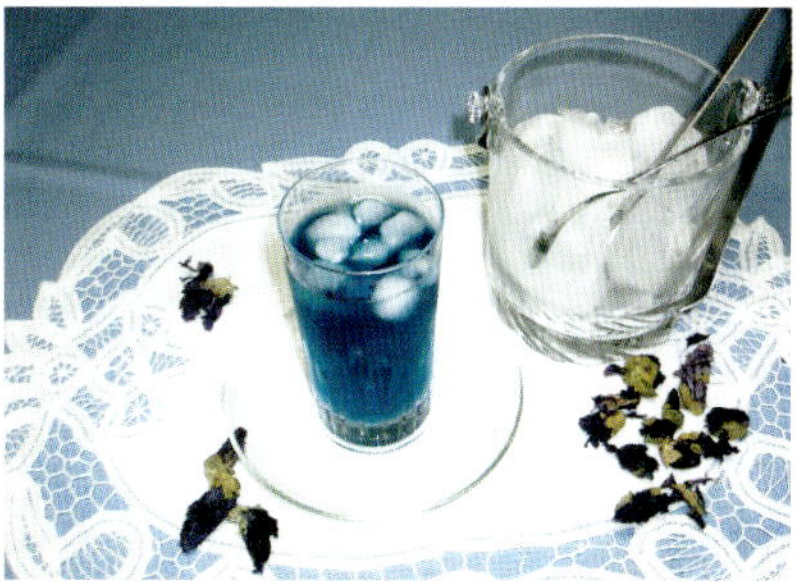

光性の容器に入れて冷暗所で保存します。

●マロウのシングルティー

夜明けの虹

マロウ……大さじ1（花4～5輪）

季節がらこのハーブティーを、アイスで飲むことも多いようです。ポットに四～五輪マロウの花を入れて熱湯を注ぎ、ふたをして三～四分（少し濃いめに）置き、氷片を入れたグラスに注いで好みではちみつを加え、ステアしていただきます。はちみつやレモンスライスを入れると色が変わり、じっと見ていると楽しくなる、不思議な性質を持ったハーブです。

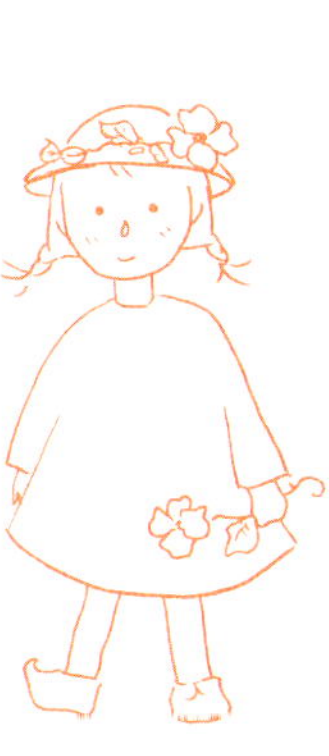

セージ

セージは古くから薬用や料理に使われ、中でもイタリア料理のサルテンポッカに使われていることは、よく知られているものです。

セージは、ベルベットのような手触りのハーブで多くの種類があり、主にヨーロッパを中心に薬用や料理に使われてきました。すっきりとした苦みのあるハー

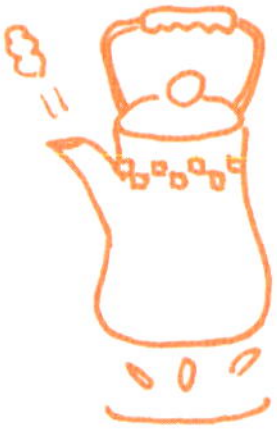

ブで、これらに適しているものは、コモンセージ・ガーデンセージです。

セージの学名であるSalviaの語源は英語のsave（守る）と同じで、ラテン語の治療や健康を意味する言葉にも由来しています。フランスの薬草治療家M・メッセゲも、「セージは血液の循環をよくし、神経の働きを促し、強壮・疲労回復・解熱など多くの症状に効果がある」と、その著書で述べています。

以上のように、薬用であることを意識しないまでも、毎日の生活の中にセージを使うことで、さまざまな効果を期待することができます。たとえば、肉類の脂肪を中和し臭みを消す働きもあり、食後のもたれや口臭なども防ぎ、風邪を引いた時ののどの痛みや口内炎、歯肉炎では、このお茶でうがいをすると、とてもらくになります。またホルモンのバランスを整えるともいわれていますので、過少月経、無月経、月経痛、不妊、更年期の諸症状の緩和にも効果的です。セージには抗酸化作用があるので、老化を遅らせることにも期待されていますが、作用が強いので、体が弱っているときには、控えたほうがよいとされています。

セージのハーブティーは少し苦みがあり、スパイシーな味で、その香りはやや刺激的ですっきりとしたものです。

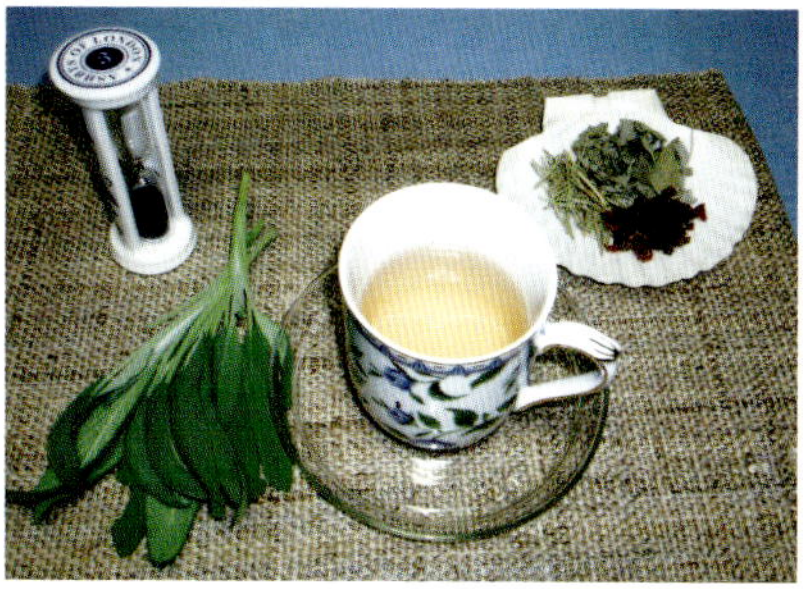

セージのオリジナルブレンドティー

活力ある目覚め

セージ……小さじ1
ローズマリー……小さじ½
ローズヒップ……小さじ½

＊ローズマリー――42ページ、ローズヒップ――25ページ参照。

立秋をすぎて暑さが少し和らぐこの季節の気候の特徴は、日中の暑さに比べ朝晩の冷えこみが気になることで、特に呼吸器の弱い人には気をつけたい季節でもあります。

呼吸器の弱い人はもともと皮膚の敏感な人が多く、朝晩の冷えこみで皮膚が閉じ、皮膚呼吸が減って鼻や器官に負担がかかり、風邪を引きやすく鼻炎を起こし、また喘息発作を起こすことにもなります。鼻炎・花粉症などの症状を起こしやすい人は、そろそろ対策が必要な時期です。

秋の鼻炎には二通りあります。

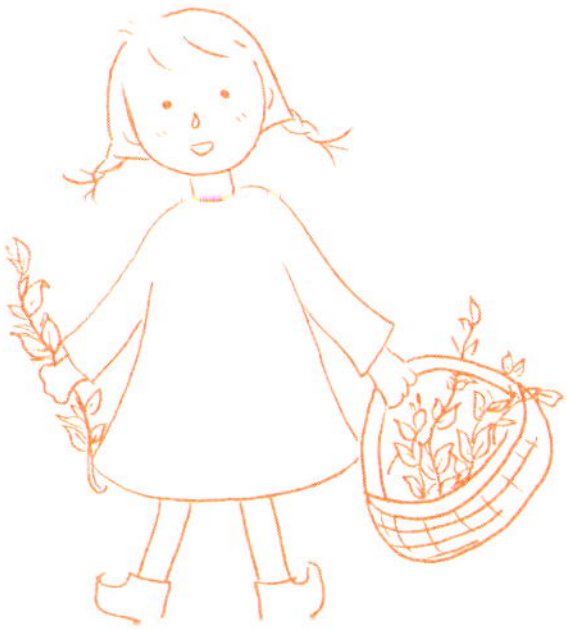

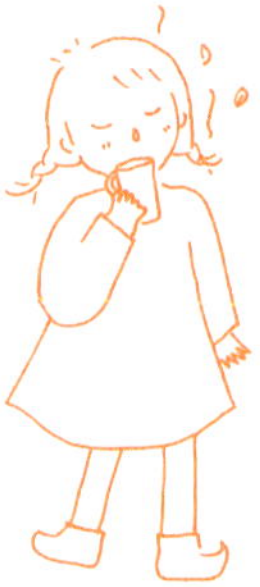

1、冷えた空気が鼻の粘膜に直接作用し、粘膜が充血するもの
2、首や肩甲骨間が冷え、呼吸器系全般に作用して起こる場合
秋の鼻炎は、春先の鼻炎とは症状は似ていても、原因と進み方はまったく違うもので秋口の場合は、呼吸器全般に影響がおよぶことが多く、咳や喘息も起こしやすくなります。また皮膚呼吸が減ることで肌のトラブルが多くなり、痛みや痒みなども伴う、つらい季節になることもあります。

肌は体の生命活動を外部環境から守り、生活活動に適した状態に保つ〝保護〟という〝役割〟を果たしているのです。

呼吸器や肌のトラブルなども、日常の生活からの影響が大きいことは周知の通りで、正しいスキンケアや食事と生活習慣の向上によって改善されることは明らかです。

それぞれの症状を早めにチェック（気づき）し、対処していくことが必要であることは前述の通りです。この時期におすすめのハーブティーを紹介します。

ローズマリー

ローズマリーは地中海沿岸の常緑性低木で、秋から翌夏にかけて青色の花が咲き、直立性・匍匐性・矮性など形態にも違いがあります。小粒の赤玉土に挿し木や取り木をすると、二週間ほどで発根します。種を蒔く時期は四月下旬から六月くらいがよいでしょう。

ローズマリーは「海のしずく」「マリア様のバラ」と呼ばれ、古代から薬用、香水、美容、料理にと幅広く使われてきたハーブです。自己主張の強いはっきりとした香りを持ち、薬用植物として、強心、強壮、鎮静、消化、利尿、通経、消毒などに効果があるとされ、美容的にも皮膚を引きしめて活力を与えるなど、見逃すことのできないハーブです。抽出液は化粧水や浴用料として用いたり、ローズマリーのエッセンシャルオイルは、ヘアリンスにも最適といわれています。

また、ヨーロッパでは馴染みの深い木で、キリストにまつわる話にもローズマリーが出てくるなど、多くの逸話を秘めたハーブです。

ローズマリーの蒸留液が、年老いたハンガリーの女王の、手足のしびれを治した上に若さと美しさをとりもどしたといわれる「ハンガリーウオーター」は有名な話で、ローズマリーは昔から若さを保つハーブとして、使われてきました。

最近では、街路樹の下や公園の植え込み、また庭先でもローズマリーが多く見られるようになりました。少し触れただけで香りが立ち、ローズマリーのこの香

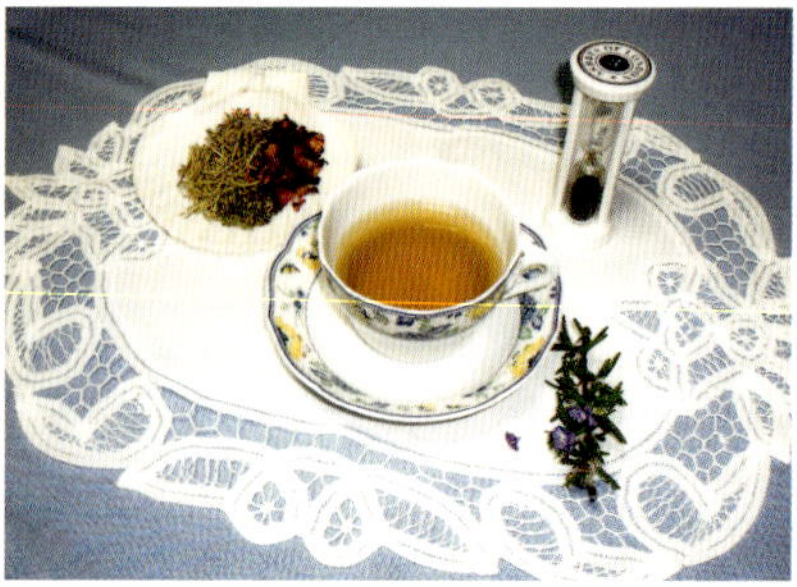

りを嫌う人はいないのではと思うほどよく知られたハーブですが、残念なことに使うことをしないまま放置していることが、多いようです。
生長したものは刈り取って、部屋の中に置くだけでこの芳香に癒され、元気になります。またたくさんの収穫が見こまれる場合は、根元から二〇センチほどで刈り取ったものを四〜五本ずつ束ね、日の当たらない風通しのよい場所に下げて乾燥させ、ハーブティーやバスハーブに使用します。
ローズマリーは、高血圧の人には控えめに使っていただきたいハーブのひとつです。ハーブティーでは、ブレンドでの飲用をおすすめします。スパイス系・レモン系と相性のよいハーブですが、通常ブレンドにはローズマリーを控えめにするとよいでしょう。

●ローズマリーのブレンドティー

女王のブーケ

ローズマリー……小さじ1/3弱
ラベンダー……小さじ1/3
ローズレッド……小さじ1/3強

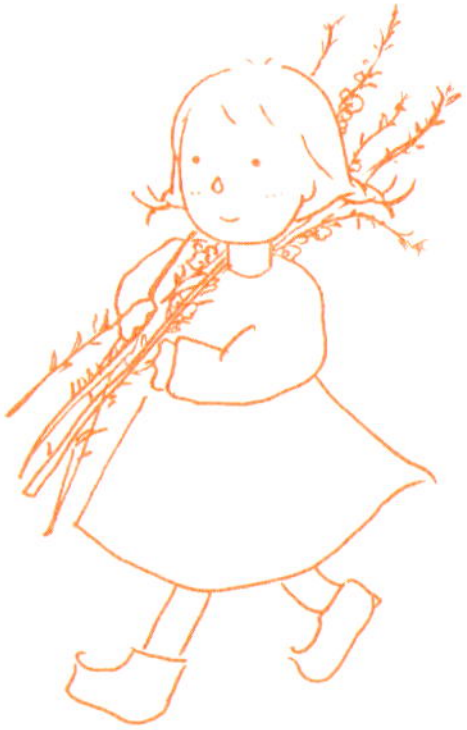

ペパーミント……小さじ1/3

＊ラベンダー――26ページ、ローズレッド――24ページ、ペパーミント――36ページ参照。

ユーカリ

コアラの大好物として知られるユーカリですが、ハーブで使用するのは別の種類で、五〇〇種もの種類があり、変種も含めると七〇〇種とも一〇〇〇種ともいわれているほど、ユーカリには多くの種類があります。

ユーカリは生長が早く、原産のオーストラリアでは七〇メートルを超える高さにまで生長しているものもあるようです。

日本では、大正初期に渡来してきたとされ、空気がきれいになるということで植えられ、また材木になることから、一時期大量に栽培されていたようです。

オーストラリアの先住民・アボリジニは、古くから薬用として使用していました。パワフルな消毒作用は、昔はチフスやマラリアの治療に使われ、現在では呼吸器系のトラブルに利用されています。

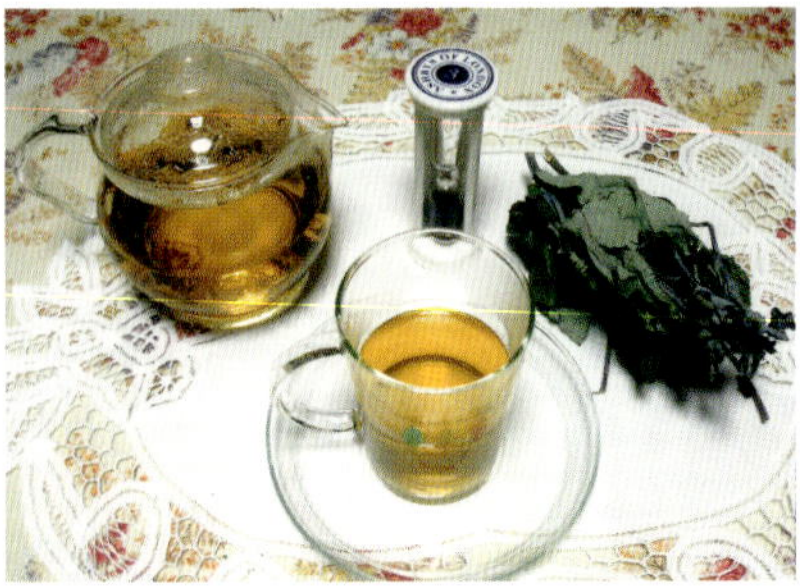

利用法は多く、防腐、殺菌、解熱、消炎、抗ウイルスの作用などがあり、のど飴や軟膏の原料としても使われ、ハーブティーやエッセンシャルオイルにと、さまざまな効果・効能が期待されています。

ユーカリのハーブティーは、少しくせのある薬のような青くささがあり、消炎作用・抗菌作用・呼吸器系の疾患に効果があり気管支炎や鼻炎、風邪の初期におすすめです。また冷え性の緩和やリュウマチ・関節痛の痛みをやわらげ、筋肉の痛みも緩和し、軽い解熱にも効果があるとされています。高血圧の人には注意が必要で、シングルで飲むよりブレンドすることをおすすめします。大量の摂取や妊娠中の長期の飲用は避けてください。

ブレンドすることで飲みやすく、おいしいハーブティーになります。

●ユーカリのブレンドティー

冬の足音

ユーカリ……小さじ1/2
ネトル……小さじ1/3
スペアミント……小さじ1/3

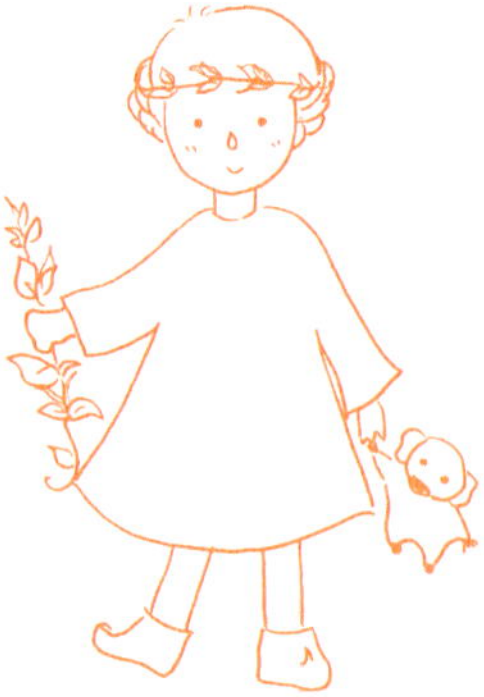

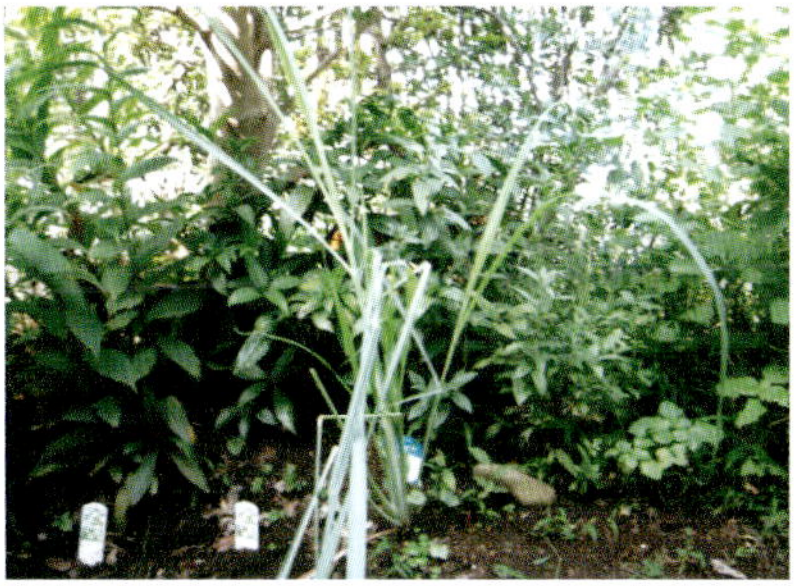

＊ネトル――34ページ、スペアミント――27ページ参照。

レモングラス

ハーブ園や庭の片隅に、ススキのように細長い葉が伸びているのを見かけますが、これがレモングラスという暖地性のハーブで、レモンに似たさわやかな香りと少し酸味のある味は料理にもよく使われます。タクライと呼ばれてタイ料理・トムヤムクンではお馴染みのハーブです。

ハーブティーには、ドライハーブ、フレッシュハーブのどちらも使うことができます。消化器系の調整や中枢神経系に働きかけるといわれ、食後のハーブティーとしてもおすすめです。貧血の予防などにも使われることがあります。また神経のバランスを整え、ストレスをやわらげる効果があるともいわれています。

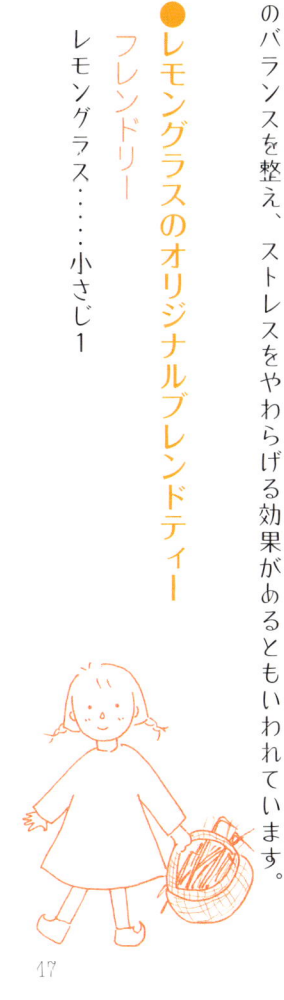

●レモングラスのオリジナルブレンドティー

フレンドリー

レモングラス……小さじ1

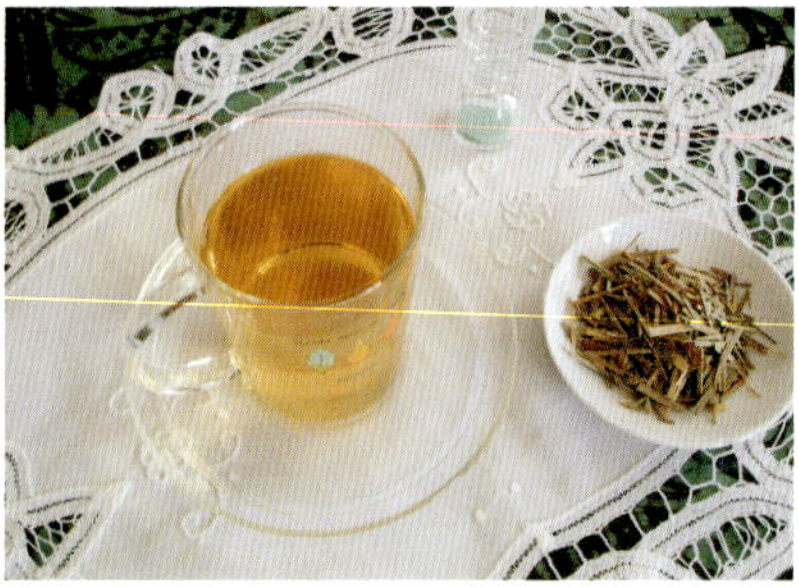

ローズマリー……小さじ½
セージ……小さじ½

＊ローズマリー――42ページ、セージ――39ページ参照。

シングルでもおいしいハーブティーですが、ほかのどんなハーブともブレンドしやすいハーブで、飲みにくいハーブでも、ブレンドすると飲みやすくしてくれます。紅茶とも相性がよいので、紅茶ブレンドもおすすめです。

ダンディライオン（タンポポ）

フランスやイタリアの市場で見かける若いタンポポの葉は、サラダや炒めものに使われている葉にギザギザのある西洋タンポポで、日本タンポポは使用しません。

ハーブティーとして使用するのは、一般的にダンディライオンルートと呼ばれている根の部分を使います。西ヨーロッパでは、古くから健康によいハーブとして親しまれてきました。著しい利尿作用があるので、ダイエットに利用する人も増えているようです。

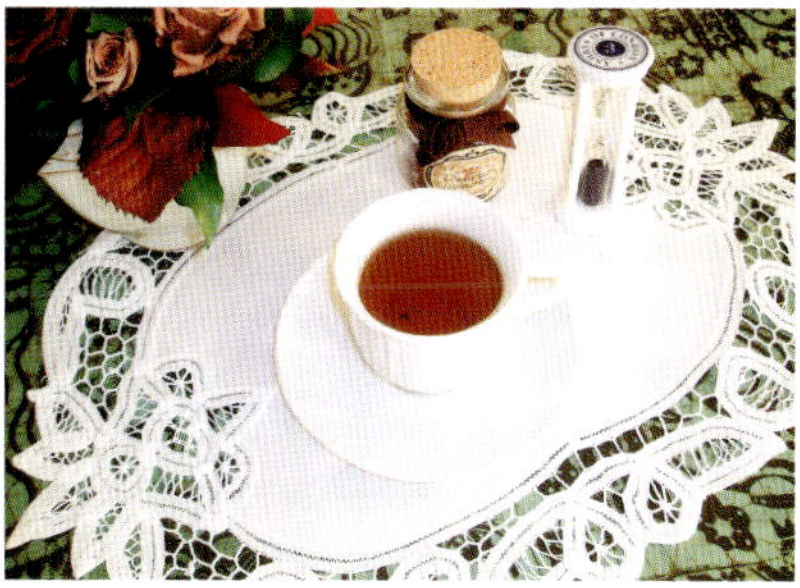

ダンディライオンルートのハーブティーは、土臭く少し苦みがありますが、よく炒ったものはコーヒーのような色と味わいで、「タンポポコーヒー」ともいわれて親しまれています。

ビタミン、カリウムなどのミネラルを含んでいるといわれているダンディライオンルートは、欧米では心臓疾患の人にも飲まれ、余分な脂肪の吸収をしにくくし、脂肪の排泄を促してくれることも指摘され、生活習慣病の予防やダイエットに使われることもあります。葉にはビタミンA、B、C、Dが豊富に含まれ、利尿・強肝の働きもあるといわれています。

●ダンディライオンのシングルティー

ピサンリ（Pissenlit：タンポポ）

ダンディライオンルート……小さじ1・1/2

ハーブティーをいれるには、一般的には熱湯を注いでから三分置きますが、ルートの場合は五分置きます。

ジャーマンカモミールやカレンデュラなどと相性がよいので、これらとブレン

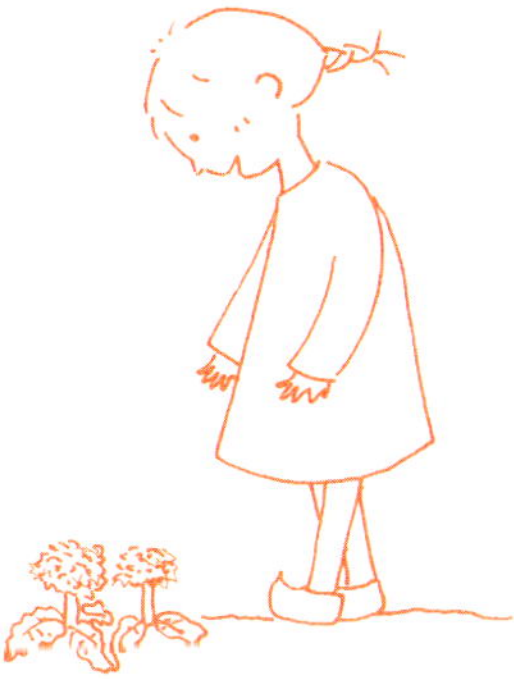

ドしてもおいしくいただけます。

以上のように四季を通して、身近にあるハーブの利用をおすすめするものですが、それぞれの症状にあったハーブを知ることが第一と考えます。その上でハーブティーの飲用や料理への利用、また生活の中での活用をすることで、有害なものを取り込むことなく、健やかな日常を送れると考えます。

次の表は、今回ご紹介したハーブについて、わかりやすくまとめたものです。

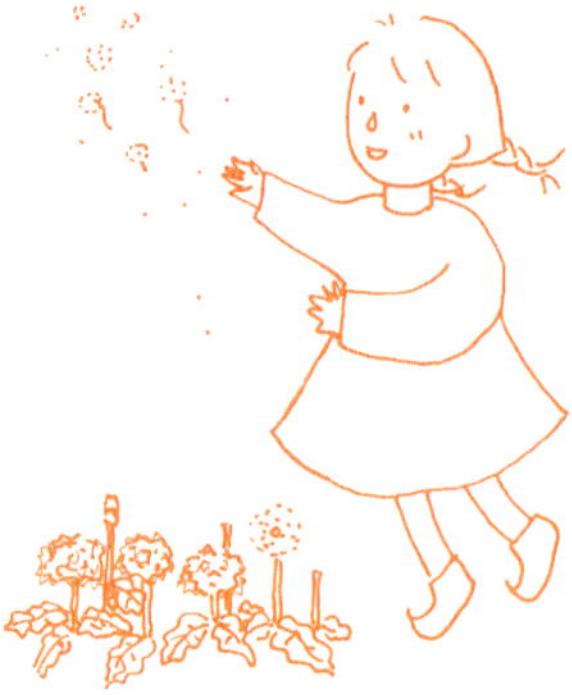

ハーブ名	科名	部位	形状	有効成分	使用方法	効能・作用
ローズレッド	バラ科	花	低木	有機酸　タンニン　精油	ハーブティー　スキンケア　沐浴　全・半身浴	精神の安定や抑うつ、不安の緩和、肝臓、胃腸の疲れ、またホルモンのバランスを穏やかにする作用があり、さまざまなスキンケアに使用される。
ラベンダー	シソ科	花	低木	フラボノイド　タンニン　精油	ハーブティー　ゴマージュ　マッサージ　全・半身浴	不眠、イライラの緩和、鎮静・鎮痛の働きがあり身体のバランスの回復などには、バスハーブとして使われる。
注意事項	妊娠中は注意して使用する					
レモンバーム	シソ科	葉	多年生草本	フラボノイド　苦味質　精油	ハーブティー　湿布　ゴマージュ　沐浴　全・半身浴	ストレスによる消化器系や神経系の不調和の緩和など、特に頭脳労働が多い人に向いている。
ネトル	イラクサ科	葉	多年生草本	ヒスタミン　ビタミン　クロロフィル　カロチノイド	ハーブティー　湿布　スキンケア　手・足浴　沐浴	アレルギー体質や小児の湿疹の改善に使われ、葉緑素を含んでいるので、鉄分、ビタミンCの吸収を高める。ミネラルの含有量も高く貧血にも効果がある。
注意事項	生のまま食べないこと。妊娠初期には注意					
ペパーミント	シソ科	葉	多年生草本	フラボノイド　アズレン　カロチノイド　精油	ハーブティー　湿布　沐浴	消化器系の調整や神経に刺激を与えてリラックスさせ、心身の疲労回復にも用いられる。筋肉痛、肩こり、かゆみや炎症などにも使われる。
注意事項	妊娠中や授乳中は飲みすぎないこと。小児・赤ちゃんへの使用は避ける					
マロウ	アオイ科	花・葉	低木	フラボノイド　タンニン　粘液質	ハーブティー　湿布　フェイシャルスチーム　沐浴	粘膜の炎症を抑えるといわれ、風邪のひきはじめやスキンケアによい。美肌、美白作用もある。
セージ	シソ科	葉	低木	フラボノイド　苦味質　タンニン　精油	ハーブティー　沐浴	万能薬ともいわれ、風邪のひきはじめや感染症の予防などに効果がある。抗酸化作用もあるので老化を遅らせることにも期待されている。
注意事項	妊娠中や授乳時・てんかんの人は使用不可。大量の摂取は注意。身体が弱っている時は避ける					
ローズマリー	シソ科	葉	低木	フラボノイド　精油	ハーブティー　沐浴　スキンケア　全・半身浴	抗酸化作用・強壮の働きがあり、若返りのハーブといわれ、血液の循環や代謝促進に使われるほか、集中力や記憶力を維持させる目的で使われる。
注意事項	高血圧の人は不適、連続の飲用や長期飲用は避ける。妊娠中は大量に摂取しない					
ユーカリ	フトモモ科	葉	高木	フラボノイド　精油	ハーブティー　吸入　湿布　沐浴　半身浴　局部浴	気管支炎や鼻炎・風邪のときに使われているハーブで、冷え性の緩和やリュウマチ、関節痛の痛みをやわらげ、軽い解熱にも使われる。
注意事項	高血圧の方は注意、大量の摂取はしないこと。妊娠中の方は長期の摂取を避ける					
ジャーマンカモミール	キク科	花	一年草草本	アズレン　タンニン　フラボノイド	ハーブティー　湿布　沐浴	消化促進、発汗・保湿作用、婦人科系のバランス調整に効果がある。
注意事項	妊娠中は多量に飲まないこと。キク科のアレルギーのある人は避ける					
レモングラス	イネ科	地上部	多年生草本	精油	ハーブティー　湿布　沐浴　スキンケア	消化促進、疲労回復、貧血の予防のほか、神経のバランスやストレスをやわらげる効果がある。
ダンディライオンルート	キク科	根	多年生草本	ビタミン　ミネラル　苦味質	ハーブティー　湿布　沐浴	利尿作用、貧血の予防、肝機能の改善に効果がある。

3章 心と体を癒すアロマセラピー

アロマセラピーとは

アロマセラピーとは、芳香のある花や葉、果皮、種子、根茎、樹脂など植物体が持つ揮発性の有機化合物（エッセンシャルオイル＝精油）を効果的に利用することをいいます。アロマセラピーは西洋医学でいう病気を治すということではなく、病気にならないための予防医学ともいわれています。

最近では、植物（ハーブ）の力が医薬品を越えた機能を持っていることもわかってきました。ハーブの遺伝子の中には、さまざまなストレスの症状を緩和させる効果を持っているものがあり、遺伝子レベルでの研究も盛んに行われているようです。

アロマセラピーにはエッセンシャルオイルの薬効成分が直接的に作用したり、香りをかぐことによって得られる作用があります。たとえば殺菌・消毒、鎮痛、利尿、内臓・循環器強壮、血行促進、皮膚細胞の成長促進などには身体に塗布し

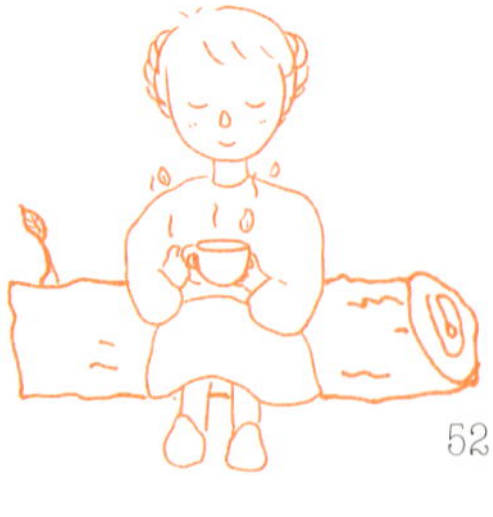

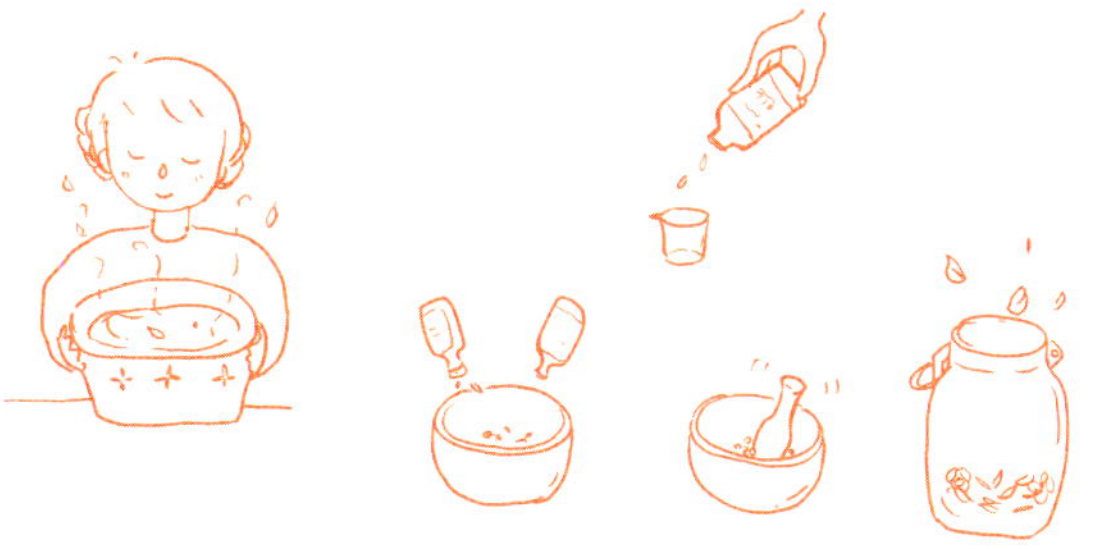

たり、マッサージをしながら擦りこんだり、吸入して積極的に取りこみトラブルのある部分をケアするという療法があります。そして香りをかいで鼻粘膜にある嗅覚神経を刺激し、ホルモンや自律神経をコントロールさせ気分を鎮めてリラックスさせ、イライラの解消、不安感の緩和、不眠症などに効果が上がる作用があるのです。

私たちはいろいろなストレスに囲まれて生きています。アロマセラピーをうまく生活に取り入れていくことは、体と心のバランスを取り戻すのに大きな助けとなるでしょう。

ハーブをはじめとする植物を、ライフスタイル全般に役立てるための使い方として、大きく二つに分けることができます。

- ハーブそのものを使用する――乾燥させた、ドライハーブの状態で使用する。あるいはフレッシュハーブをそのまま使う。
- ハーブから抽出されたエッセンシャルオイルを使用する。世界的に見て、使用されるハーブの種類は約七〇〇種類で、そのうちエッセンシャルオイルとして使われているのは約一〇〇種類といわれています。

植物（ハーブ）の力を知る上で、ハーブの成分であるエッセンシャルオイルについての、その要点と背景などを述べてみます。

エッセンシャルオイルは世界中から輸入され、多くの種類・価額のものが、市場に出回り関心を高めています。高純度・高品質なもので、日本の風土に馴染まず、微妙に変質するものもありますので、選ぶ側は大変で、基本的な知識が必要とされます。

エッセンシャルオイルは、約一〇〇種類あると先に述べましたが、抽出法としては多くは水蒸気蒸留法で、他に圧搾法・溶剤抽出法などがあり、それぞれのハーブによって抽出部位も違います。

原料となるハーブの栽培方法や、産出国・地域の違いなどからも、同じ種類のオイルでも、成分を始めとした品質に違いが出ることは必定です。最近では、ケモタイプというそれぞれのハーブに含まれている特定の成分の含有を重視したものも、販売されています。

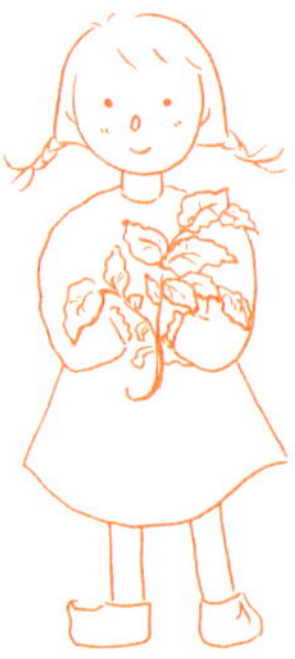

エッセンシャルオイル

優れたエッセンシャルオイルとは、植物の自然なバランスを大切にし、人工的に手を加えないものが条件であるといわれています。

1．合成化学物質や溶剤など、一切使用していないこと。
2．エッセンシャルオイルを抽出したときのままの状態で、類似したエッセンシャルオイルや植物油、アルコールなどが混入していないこと。
3．無着色で合成物質などを含まず、自然のままであること。

香りの選択やその用途に合わせての選び方など、日本においてはまだまだ難しく、お店の人まかせという場合が多いようです。エッセンシャルオイルを選ぶときに忘れてはならないことは、ポプリオイルや芳香剤、食品のフレーバーなどは合成香料やアルコールなどを加えていますので混同しないように注意し、信頼のできるお店で信頼のできるメーカーのエッセンシャルオイルを選ぶことです。

エッセンシャルオイルの品名、学名、抽出部位、抽出方法、生産地、使用期限などラベルに表示されている内容を確認します。同じ名前が付いていても生育し

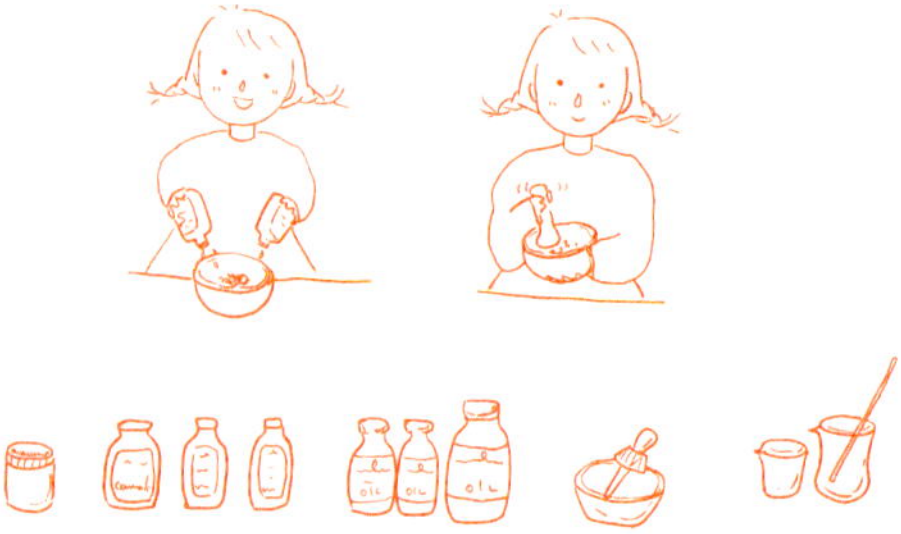

た場所や気候によって成分が異なる（ケモタイプ）こともあるので、必ず表示をチェックします。

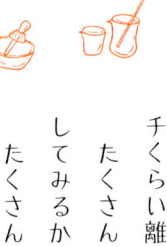

エッセンシャルオイルの入っているビンは遮光性のガラス製で、一滴ずつ落とすための中ぶたがついているものが望ましく、香りを試すときにはビンを近づけて香りをかぐと濃厚すぎて本当の香りがわからなくなってしまいます。二〇センチくらい離して空気に触れさせてかぐか、試香紙につけて確かめます。

たくさんの香りをかいで香りがわからなくなってしまったら、外に出て深呼吸してみるか、自分のにおいをかいでみましょう。嗅覚がよみがえってきます。

たくさんのエッセンシャルオイルの中からどれかを選ぶのが難しいようでしたら、自分が心地よく感じる香りを選んでみましょう。第一印象で好きと感じる香りは、今のあなたのこころとからだが求めている香りです。

エッセンシャルオイル＝精油からのイメージで、オリーブ油・サフラワー油などのキャリアオイルと同じ油と思われますが、油脂とは違う性質を持った物質です。キャリアオイルは比較的安定していて毒性も少なく、精油は抽出過程で五〇倍以上に濃縮されているため、使用方法には十分な注意が必要です。

エッセンシャルオイルの抽出法

エッセンシャルオイルを抽出する場合は、それぞれの植物（ハーブ）の性質、たとえば水に溶けやすいか、温度が高いと分解するかなどを考慮した方法で抽出されます。その時有効成分を取り除いたり、他の植物を添加していない天然素材の芳香物質が、天然純度一〇〇パーセントのエッセンシャルオイルなのです。

以下の三つが代表的な抽出方法です。

水蒸気蒸留法

パーコレーション法といい、もっとも一般的な方法で、多くのエッセンシャルオイルが、この方法で抽出されます。

原料の植物を蒸留釜に入れて蒸気をあてたり、釜の水を沸騰させたりして、植物の芳香成分を気化上昇（蒸発）させたものを冷却して作る方法です。冷却すると、芳香成分を含んだ蒸気は液体になります。この時にできる上部の油性液体がエッセンシャルオイルで、下部の水性液体がヒドロラット（芳香蒸留水）、フローラルウォーターともいわれています。

植物によっては、熱にさらされるので本来の成分が失われることもあります。また、イランイランのように蒸留順に成分の比率が違うエッセンシャルオイルが得られることもあります。

圧搾法

一般的にオレンジやレモンなどの柑橘系のエッセンシャルオイルを作る時に、使用される方法です。果皮を手や器具などを使って、押しつぶして搾り出す方法です。現在では機械による圧搾が主流になっていますが、手絞りのほうが良質のオイルが取れるといわれています。

この方法で抽出したエッセンシャルオイルは、温度変化を受けないので自然なままの香りを保ちますが、変質しやすい成分が多く、品質の劣化が早いので注意する必要があります。

溶剤抽出法

熱や圧力によって精油の成分が破壊されてしまうローズやジャスミンなど、デリケートな香りのエッセンシャルオイルを製造するのに最適な方法です。芳香成分を直接揮発性の溶剤に溶かして取り出す抽出方法で、手順としては次の通りです。

①エーテルやヘキサンなどの揮発性溶剤に、植物の芳香成分などを移行させる。
②溶剤を発揮させて、取り去る。
③②を再び、アルコールに溶かして成分を移行させる。
④アルコールを飛ばして、エッセンシャルオイルを得る。

この方法で抽出されたものは、アブソリュート（Ａｂｓ）と記名され、一般的なエッセンシャルオイルとは区別されています。溶剤が少し残ることがあるので、使用方法においても区別して考えられています。残留した有機溶剤は毒性が強いため、アブソリュートは皮膚への使用を避けます。

安全な使い方のために

保存方法

エッセンシャルオイルは揮発性で、空気中の酸素に触れることで酸化し、劣化

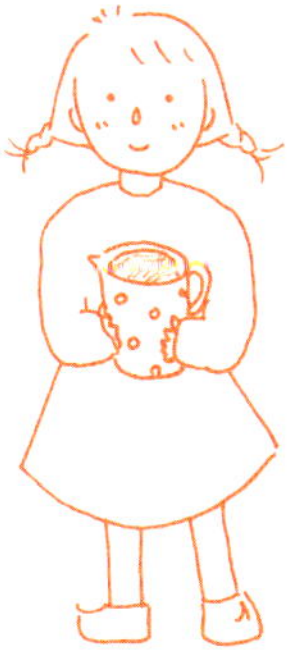

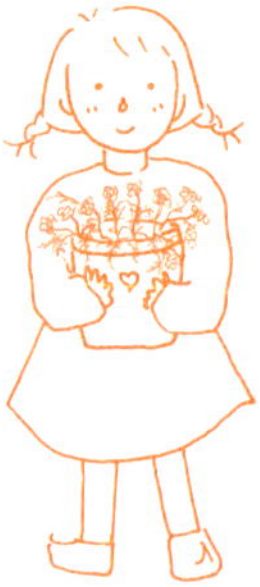

するので、使用後は必ずきちんとふたを閉めて密封して保存する必要があります。また、熱や光によっても変質しやすいので、遮光性のある色の濃いガラスビンに入れて、冷暗所で保存します。プラスチックなど合成樹脂の保存容器を使用すると、化学反応を起こすことがあるので、ガラス製のものを使うことをおすすめします。また、夏季は冷蔵庫での保存がよいでしょう。

使用期限

エッセンシャルオイルの使用期限は、オレンジ・レモン・ベルガモットなどの柑橘系は六か月、その他のものは、一年以内になります。また、基材になるベースオイルも、エッセンシャルオイル同様に保存する必要があり、ホホバ油の場合は六か月、その他は三か月以内に使用します。

　エッセンシャルオイルを、基材のベースオイルに希釈（薄める）した場合は、二～三週間を保存期間と考えます。この時、ベースオイルにホホバ油を使用したり、ホホバ油を他のベースオイルに一〇パーセント以上ブレンドした場合のみ、一か月くらいになります。

安全性と注意事項

エッセンシャルオイルを使って楽しむために、いくつかの注意が必要です。正しく理解して、生活の中で役立てるようにしましょう。

①エッセンシャルオイルの飲用はできません。

②原液で直接皮膚に塗布する、といった使い方はしません。必ず希釈して使いましょう。

③柑橘系のエッセンシャルオイルには、〝光毒性〟という紫外線を浴びると、場合によって皮膚が赤く腫れあがる性質があります。柑橘系のエッセンシャルオイルが入ったトリートメントオイルなどを直接肌に塗布したあとには、外出時などで紫外線を浴びないようにしましょう。

④エッセンシャルオイルは、天然原料として抽出したものを使います。合成ポプリオイルなどとは異なるものです。外見的によく似たものなので、混同しないように注意が必要です。

使用する対象による注意事項

次の方が使う時はそれぞれ注意が必要になります。いずれの場合も自己判断しないで、適切なアドバイスを行える人の指示を受けましょう。
①直接皮膚にふれるような使い方は必ず避けます。香りをかぐときも、希釈を十分にして軽い香りから始めます（対象年令によっても、希釈の濃度を変えていきます）。
②妊娠している方は、直接皮膚にふれるような使い方は避けます。使う場合は、柑橘系の香りなどを薄くしたものがよいでしょう。
③高齢者や即応性のある方には、十分に注意して使用します。自己判断ではなく、適切なアドバイスを受けましょう。

エッセンシャルオイルの種類と特徴

エッセンシャルオイルも複数を組み合せて使うことで、相乗効果をあげてより使用範囲を広げ、その効果も深まります。身近にあるハーブの中から多く使われている、また比較的人気の高いエッセンシャルオイルを紹介します。

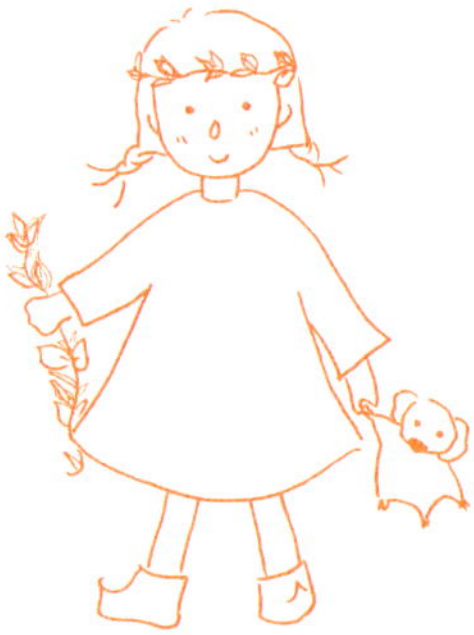

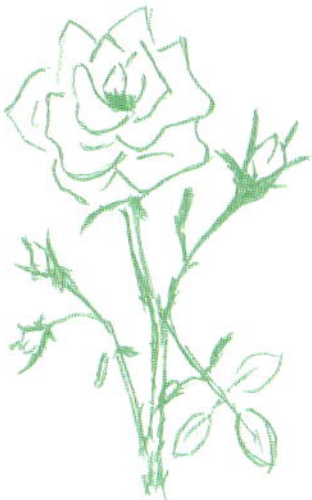

ローズ

ローズはエッセンシャルオイルとしても評価は高く、精神的な面などでも多く使われています。このローズのエッセンシャルオイルを仕上げる方法には、ローズアブソリュートとローズオットーと呼ばれているものがあります。

＊ローズアブソリュート――溶剤抽出：エッセンシャルオイルの中でも高価なものだが、ローズオットーに比べれば安価である。主産地はブルガリア、モロッコ、トルコ、フランス。主成分はフェニルエチルアルコール、シトロネロール、ネロール

＊ローズオットー――水蒸気蒸留：たくさんの花びらから少量しか抽出されないので、非常に高価なものである。主産地はブルガリア、モロッコ、トルコ。主成分はフェニルエチルアルコール、ゲラニオール、シトロネロール。ほとんどの肌質のケアに使うことができる。

どちらも使われ方は同じで、スキンケアに対しては肌の炎症を抑えるとされていますが、敏感肌には使用を避けたほうがよいともいわれています。

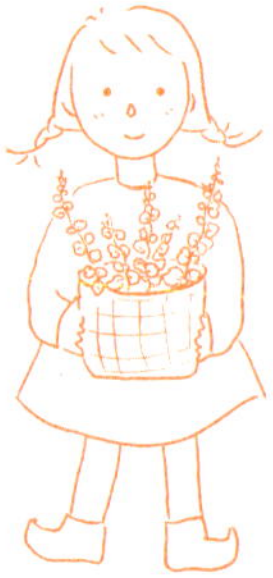

【知っておきたいポイント】

・情緒不安定や不安、メランコリーなどの精神的アンバランスを緩和するといわれている（幸福感をもたらしてくれる香り）。
・PMS（月経前症候群）、月経困難症の緩和などにはマッサージ、芳香浴、沐浴に利用される。
・敏感肌に使うことは避けるが、スキンケアに広く用いられている。

▼注意事項▲

・溶剤抽出法では、溶剤の残留が避けられないため、敏感肌の方は特に注意が必要。
・管理の際には、変色しやすいので直射日光や湿気などに気をつける。

ラベンダー

ラベンダーのエッセンシャルオイルは、アロマセラピーでも人気の高い精油です。エッセンシャルオイルの中でももっともポピュラーで、多様な働きをし広く利用されているものといえます。その香りは多くの人に愛され、初心者でも安心

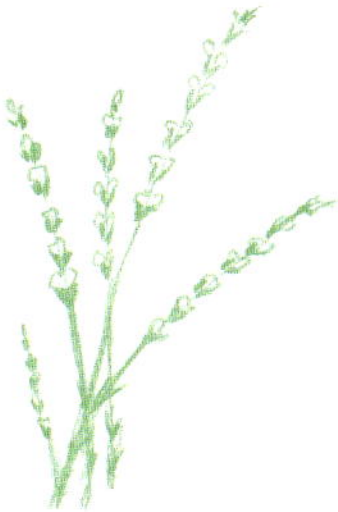

して使える万能なオイルなので、初めてのエッセンシャルオイル使用にはおすすめです。

*ラベンダー——水蒸気蒸留：芳香吸引からスキンケアまでさまざまな使い方ができる。主産地はフランス、ブルガリア、イギリス。主成分は酢酸リナリル、リナロール、ラバンデュロール。芳香浴、沐浴、マッサージ、スキンケア、トリートメント、香水に利用される。

【知っておきたいポイント】

- イライラや不眠の緩和・鎮痛・抗菌などの働きがあり、皮膚のトラブルから美容まで幅広く使われている。気分を整えたりリラックスのためには、芳香浴や沐浴などで、筋肉痛にはマッサージもよく、デオドラント効果もあるのでホームケアにも活用される。

レモンバーム

レモンバームのエッセンシャルオイルは、メリッサと呼ばれています。レモン系のベースに、ほのかにミント系の香りが加わったエッセンシャルオイルです。またメリッサはミントの仲間の植物ですが、ミントの仲間の植物としてはめずらしく、鎮静作用があるものになります。

＊メリッサ――水蒸気蒸留：精油成分が非常に少なくごく少量しかとれないため、簡単に栽培できるわりには高価である。主産地はヨーロッパ南部。主成分はシトラール、シトロネラール、シトロネロール。芳香浴、沐浴、マッサージ、スキンケアなどに利用される。

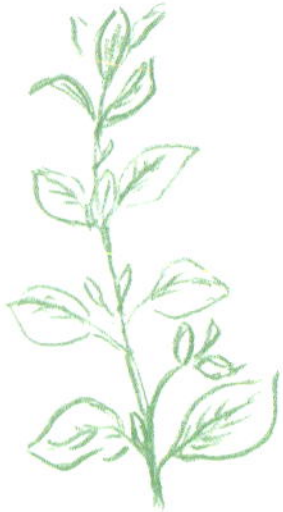

【知っておきたいポイント】

- メリッサは、鎮静、消炎、抗アレルギーの働きがあるといわれ、喘息などには芳香浴や吸入で使用。
- 鎮静、リラックス作用が高いといわれ、不眠やストレスの多い人に使われる。
- 心のバランスを崩したときにはマッサージや沐浴で使用するとよい。
- スキンケアの領域では、シワや老化肌、活力のない不活性な肌のケアなどに使われる。

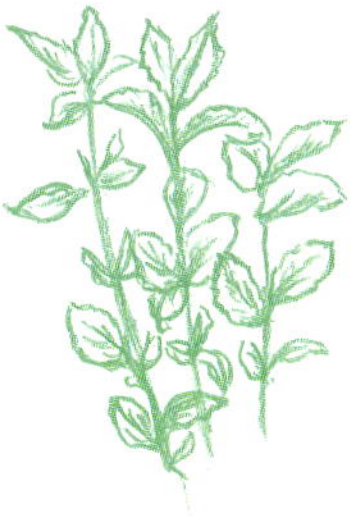

▼注意事項▲

・皮膚に刺激を与えることがあるので、エッセンシャルオイルの希釈濃度を薄めに使用する。

・肌の弱い人は特に注意する。

ペパーミント

ペパーミントのエッセンシャルオイルは、古くから親しまれている香りで、スッキリ爽やかな清涼感があり、消化器系や神経系に働きかけることが目的で使われます。

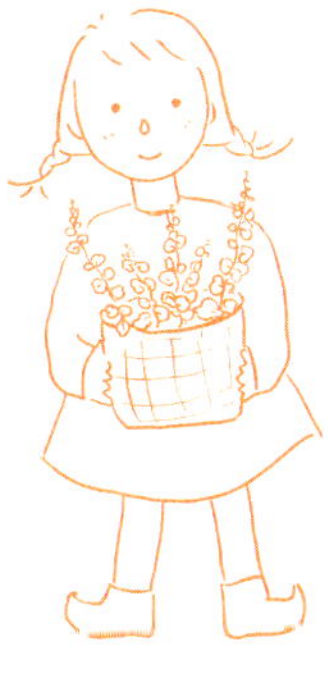

＊ペパーミント——水蒸気蒸留：痛みを和らげることから、頭痛、歯痛、蜂さされなどにも、使用されていた。主産地はアメリカ、イギリス、フランス。主成分はメントール、メントン、βピネン。芳香浴、沐浴、湿布、マッサージ、スキンケア、吸入などに利用される。

【知っておきたいポイント】

・リフレッシュを目的としたり、呼吸器系・消化器系の不調和の緩和には吸入、

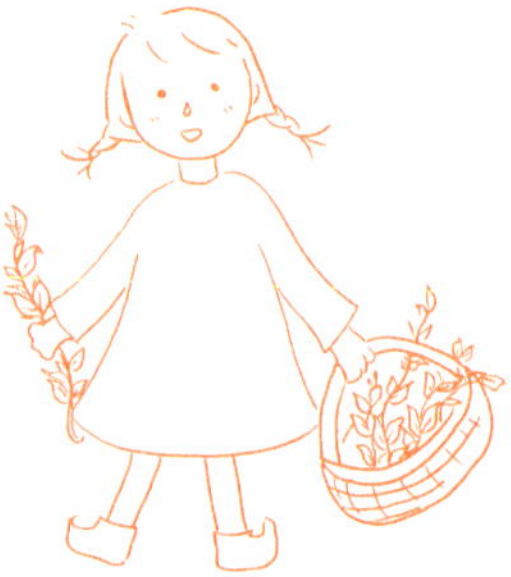

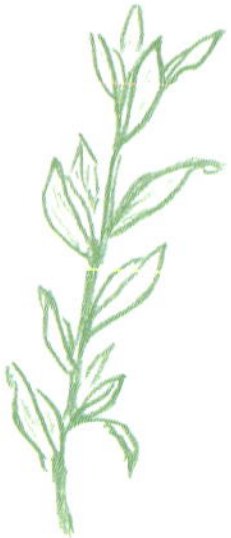

芳香浴、患部へのトリートメントなどに使われる。

•リフレッシュ作用があるので、刺激を与えながら気持ちを静めてくれる。

▼注意事項▲

•乳幼児や妊産婦、高血圧症、てんかんの即応性のある人の使用は避けること。

•高濃度での使用は避ける。

•皮膚刺激があるので、注意が必要。

セージ

セージのエッセンシャルオイルは、クラリセージと呼ばれています。フルーティーな甘さのある香りで、明るくリラックスした気分にしてくれます。

*クラリセージ——水蒸気蒸留：葉と花から抽出される。主産地はヨーロッパ、ニュージーランド。主成分は酢酸リナリル、リナロール、スクラレオロール。

芳香浴、スキンケア、沐浴、トリートメントに利用される。

郵便はがき

料金受取人払郵便

新宿支店承認

1331

差出有効期間
平成22年4月
30日まで
(切手不要)

1 6 0 - 8 7 9 1

843

東京都新宿区新宿1−10−1

(株)文芸社

愛読者カード係 行

ふりがな お名前		明治 大正 昭和 平成 年生 歳			
ふりがな ご住所	□□□-□□□□	性別 男・女			
お電話 番号	(書籍ご注文の際に必要です)	ご職業			
E-mail					
書名					
お買上 書店	都道 府県	市区 郡	書店名		書店
			ご購入日	年 月 日	

本書をお買い求めになった動機は?
1. 書店店頭で見て　2. 知人にすすめられて　3. ホームページを見て
4. 広告、記事(新聞、雑誌、ポスター等)を見て (新聞、雑誌名　　　　)

上の質問に1. と答えられた方でご購入の決め手となったのは?
1. タイトル　2. 著者　3. 内容　4. カバーデザイン　5. 帯　6. その他(　　　　)

ご購読雑誌(複数可)	ご購読新聞
	新聞

文芸社の本をお買い求めいただき誠にありがとうございます。
この愛読者カードは今後の小社出版の企画等に役立たせていただきます。

本書についてのご意見、ご感想をお聞かせください。
①内容について

②カバー、タイトル、帯について

弊社、及び弊社刊行物に対するご意見、ご感想をお聞かせください。

最近読んでおもしろかった本やこれから読んでみたい本をお教えください。

今後、とりあげてほしいテーマや最近興味を持ったニュースをお教えください。

ご自分の研究成果や経験、お考え等を出版してみたいというお気持ちはありますか。

ある　　ない　　内容・テーマ（　　　　　　　　　　）

出版についてのご相談（ご質問等）を希望されますか。

する　　しない

ご協力ありがとうございました。
※お寄せいただいたご意見、ご感想は新聞広告等で匿名にて使わせていただくことがあります。
※お客様の個人情報は、小社からの連絡のみに使用します。社外に提供することは一切ありません。

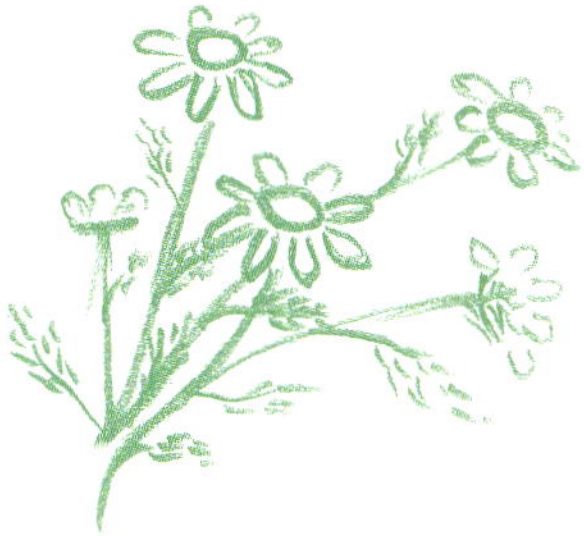

【知っておきたいポイント】

・ホルモンバランスを整えるといわれ、PMS（月経前症候群）、更年期などに、沐浴やマッサージなどで使い、リラックスするので眠気も誘い、不眠ぎみの方にもおすすめ。

▼注意事項▲

・乳幼児や妊産婦、高血圧、てんかんの即応性のある人は使用を避ける。

・高濃度での使用は避ける。

カモミール

カモミールのエッセンシャルオイルは、ローマンカモミールから抽出されます。ローマンカモミールの花は、ジャーマンカモミールに似ていますが、やや大きく花托が平らです。

＊ローマンカモミール――水蒸気蒸留：リンゴに似た香りで、心を穏やかにしリラックスできるということで、古くから使われてきた。主産地はイギリス、フランス、ドイツ。主成分はアンゼリカ酸イソブチル、イソアミル、ピノカルボ

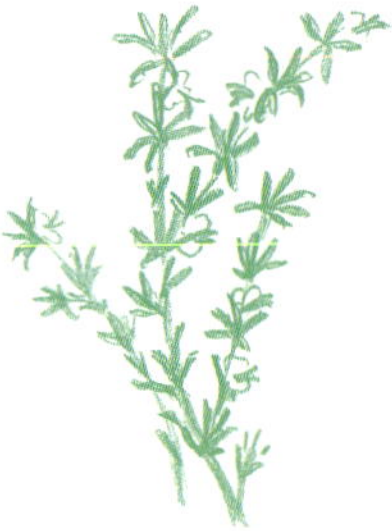

ン。スキンケア、芳香浴、フェイシャルスチーム、トリートメント、マッサージなどで利用。

【知っておきたいポイント】

・痛みを抑えたり、湿疹などの炎症をやわらげる目的で使うときは、希釈したオイルを塗るなどして使う。

・ストレスや心身の緊張に伴う肩こりや腰痛・便秘・消化不良・胃炎などには、マッサージや沐浴などとして使う。

▼注意事項▲

・妊婦の使用は医師に相談する。

ローズマリー

ローズマリーのエッセンシャルオイルは、樟脳のような刺激のある強い香りで、リフレッシュ系の代表ともいえるオイルです。

*ローズマリー——水蒸気蒸留：刺激的な香りが特徴で、集中力を高める作用が

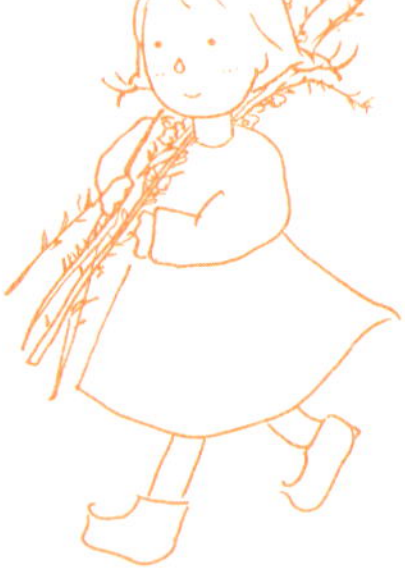

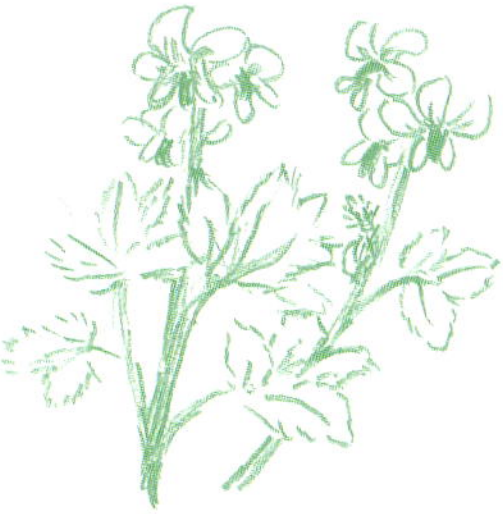

ある。主産地はフランス、スペイン、チュニジア。主成分はシネオール、α-ピネン、カンファー。芳香浴、スキンケア、マッサージ、沐浴、トリートメントで利用。

【知っておきたいポイント】

・意識や感覚をはっきりさせる目的には芳香浴や沐浴がおすすめ。
・血行促進、筋肉痛、リュウマチの緩和にはマッサージ、沐浴がおすすめ。
・貧血や低血圧の方に向いているといわれている。
・肌のたるみの緩和や不活性肌にはスキンケアとして利用。

▼注意事項▲

・乳幼児や妊産婦、高血圧、てんかんの即応性がある人の使用は避ける。
・多量の使用は避ける。

ゼラニューム

ゼラニュームのエッセンシャルオイルは、ローズに似た甘くフレッシュな香り

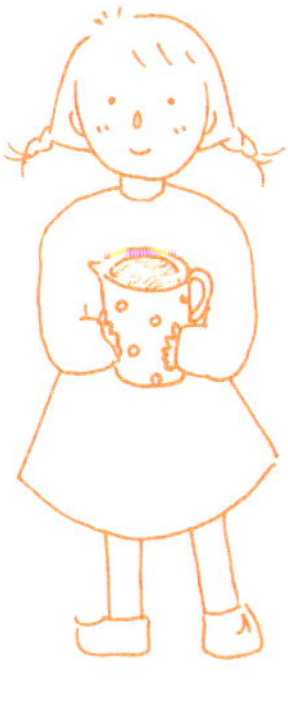

で、ストレスに疲れた心に元気を与えてくれます。

＊ゼラニューム――水蒸気蒸留：ホルモンのバランスを整える。主産地はフランス、スペイン、イタリア。主成分はシトロネロール、ゲラニオール、酢酸シトロネリル。

【知っておきたいポイント】

- 傷口の修復や下痢などに、また肌のさまざまなトラブルにも効果が期待できる。
- ホルモンのバランスを整えるので、神経高揚の緩和などに効果的。
- 強壮、血管収斂、血糖値の低下、抗うつなどにも使用される。

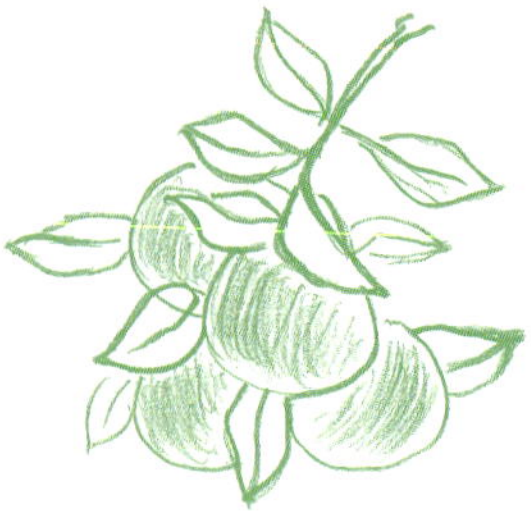

グレープフルーツ

グレープフルーツのエッセンシャルオイルは、絞りたてのフレッシュな香りが特徴です。

＊グレープフルーツ――圧搾法：抽出部位は果皮。主産地はアメリカ、イスラエル、ブラジル。主成分はリモネン・ヌートカトン。

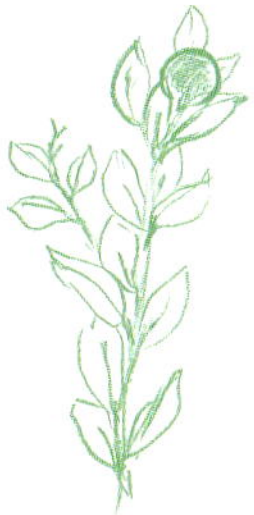

【知っておきたいポイント】

- 脂肪の代謝を促進する働きがある。
- トリートメントによるセルライト対策として、注目を集めている。
- 消化機能亢進、強壮、免疫力の向上、利尿効果などがあり、心理的にも神経の鎮静作用がある。

▼注意事項▲

- 光毒性、皮膚刺激作用があるので注意が必要。

オレンジ

オレンジのエッセンシャルオイルは、オレンジスイートです。甘さともぎたてのフレッシュな香りが特徴です。

＊オレンジスイート――圧搾法：シトラス系の香りで、果皮から抽出されたオイル。主産地はイタリア、アメリカ、イスラエル。主成分はリモネン、デカナール、ミルセン。

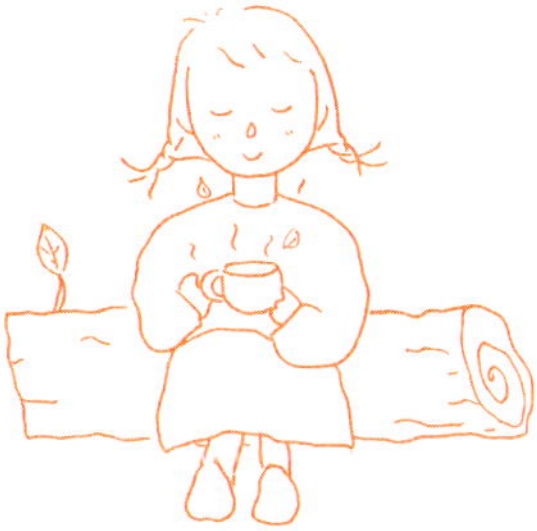

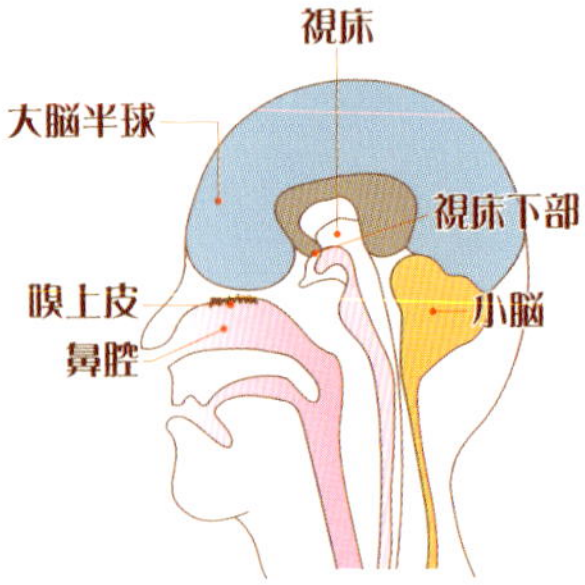

【知っておきたいポイント】

- 気持ちが落ちこんだり、イライラしたときに心身にリラックス感を与えてくれる。
- 胃腸のトラブルがあるときには、この香りが緩和してくれる。
- 心理的には精神鎮静、身体的には鎮静・鎮痛、また食欲増進にも利用される。

▼注意事項▲

- 光毒性、皮膚刺激作用があるので注意が必要。

香りのメカニズムと体への働き

鼻から脳

香りは、脳で認知され、視床下部に伝わり、体が反応します。

空気中に蒸発した香りの成分が鼻腔に入ると、その成分は鼻腔奥の上部に位置し、嗅覚神経が集まっている嗅上皮の粘膜に付着します。

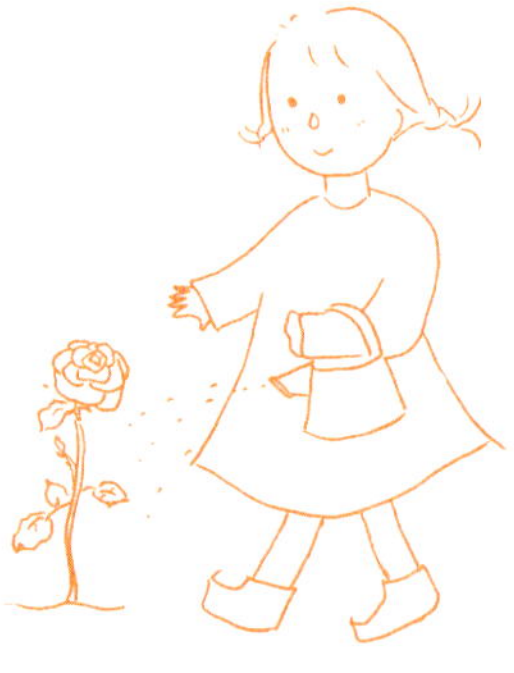

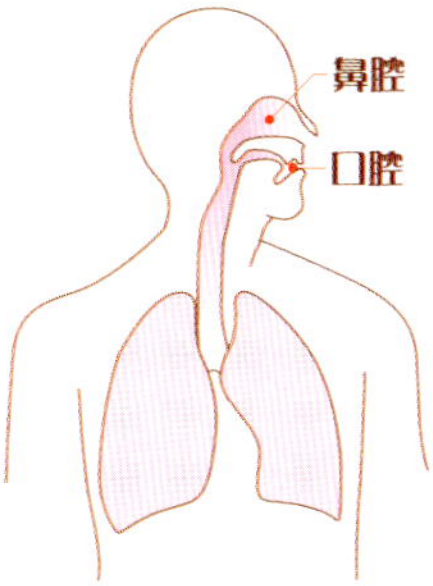

そこで嗅毛にキャッチされると、その成分の情報は電気信号となり、大脳に伝わり、〝におい〟として認識されます。そして成分は、感情や欲求などに関わる大脳辺縁系を経由して、視床下部へと送られ神経を活性化するさまざまな物質を分泌します。

視床下部は、自律神経や体温・ホルモンのバランスを整える役割を持ち、香りによって、身体や心が癒されたり、元気づけられるのはこのためです。

肺から血液

香りの成分は、血液に入ることで全身に作用します。

吸い込んだ香りの成分は肺から送られ、肺胞という器官の粘膜を経由して血液に入り、全身へと広がります。血液中に入った香りの成分は、最終的には尿や汗として排出されます。

皮膚から血液・リンパ

香りの成分は皮膚を通過して、血液やリンパにのって全身に行き渡ります。

アロママッサージやアロマバスで得られる作用が、肌からの成分吸収です。

精油は小さな物質でできているため、皮膚表面にあって表皮を覆う皮脂膜や、角質層のバリアゾーンを通過します。このため精油の成分が肌に潤いを与えたり、さらに浸透して血液やリンパに入り、全身に駆け巡って各器官に作用していきます。

ハーブをさまざまな形で活用することによって、体へのいろいろな働きを期待することができることが、少し理解できたと思いますが、ハーブの効能は体だけでなく精神や心理、また美容などにも、幅広い働きがあり活用されています。

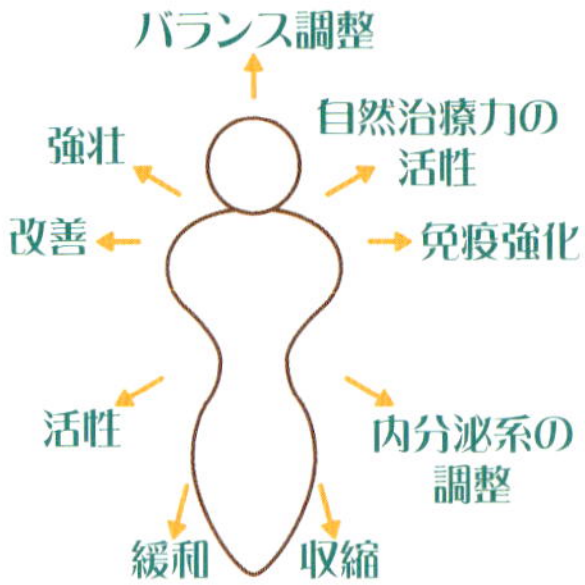

精神面や美容への働き

心理的側面→緊張の緩和、高揚感、安定感、幸福感、鎮静、特徴的性格の緩和

美容的側面→スキンケア、スリミング、代謝促進、トラブル対策

化学的に合成された薬品とは違い、天然の純粋なエッセンシャルオイルの効力は、絶妙に配分されている、いろいろな成分の相乗効果により、微妙に調整しながら働きかけます。エッセンシャルオイルには、このように医薬品に含まれるような強力な成分も数多く含まれています。天然のものとはいえ、使い方を間違えれば副作用や強すぎる反応を引き起こしてしまうことがあります。

こうした成分についてなどの、正しい知識を持って使用することも大切なことです。芳香がわたしたちの心や精神に作用することに関しては、まだまだ未知な部分がたくさんありますが、脳と心に関する研究がすすめられていくにつれて、これからますますエッセンシャルオイルのすばらしい働きについても理解が深まっていくに違いありません。

芳香療法としてもいろいろな形で情報が入り、氾濫しています。ストレスをかかえる現代人にとって、必要不可欠なものなのかも知れません。美しく健康でいるためには、多くの時間とお金をかけることが、代えがたい現状であることに疑う余地はありませんが、立ち止まって足元を見る勇気も必要ではと思います。

体によいといわれるサプリメントが飛ぶように広がり、やがてそれらが、危険なものとして報道されるのです。食品を含め、身の回りには目に見えない危険なものが多く、本来持っている体の防衛本能を強化することが必要とされます。

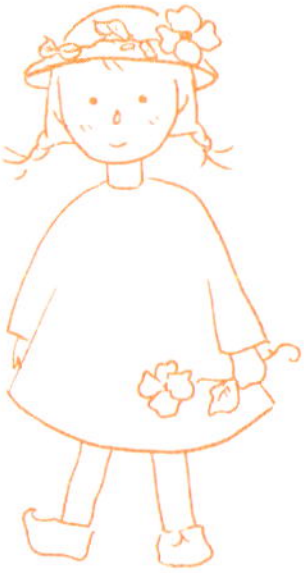

エッセンシャルオイル・市場での背景

市場では、さまざまな形でこの植物の力に目を向け研究が進んでいます。大手の化粧品メーカーでも、莫大な費用と年月を費やして研究の成果に期待がかかっていることが、マスコミにも取り上げられています。環境問題が表面化している現状では、企業も個人も有害なものへの警鐘に背を向けることはできません。「エッ！　このコマーシャル、これでいいの？」というものもあります。

一方で環境を第一と考えて、製品のひとつひとつの原料となる素材についてもこだわり、安心・安全であることが商品への信頼であると、努力を惜しまない企業もあります。「Ｓｉｎａｒｙ」というこの会社は、原料となる精油＝エッセンシャルオイルに高純度のもののみを製品に取り入れ、エコ展への出品でも評価されています。

この原料としているエッセンシャルオイルは、伝統あるフランスの香油メーカーであるシャラボ社の製品で〝ＨＥ〟の称号を持つ確かなもので、ハーブの収穫による製品量の相違も視野に入れているほどのこだわりを持っていると聞きおよぶものです。

私もこの企業の環境への方向性にも関心を持ち、今注目している製品のひとつです。数年前に出会った五種類あるこのフレグランスは、パルファン・デュ・モンドと呼ばれパルブルー・パルブラン・パルロゼ・パルヴェール・パルジョンヌとそれぞれ魅力的な香りで、パルブルーは　花粉症などのアレルギー疾患の緩和や風邪の予防など、また頭痛や肩凝りの緩和にも役立ち、パルブランは、集中力を高めたり、細胞の活性化にも期待できます。パルロゼは、ホルモンのバランスを整え、さまざまなトラブルの緩和など、特に女性には有効なもので、パルヴェールは、森林浴をしているような爽やかな香りが、心身ともにリフレッシュさせて、リラックス効果も併せもっています。

パルジョンヌは、体脂肪の燃焼などに期待できるグレープフルーツの香りで、エッセンシャルオイル同様に、人気のあるものです。

この五種類はいずれも、優れた数種の精油でブレンドされたもので、効果効能や使い方などが添えられて、安全に、安心して使うことができます。エッセンシャルオイルを使うに当たって、さまざまな知識が必要ですが、初心者の方にはこれらのフレグランスが、やさしく、しかも無駄なく使えるのでおすすめです。

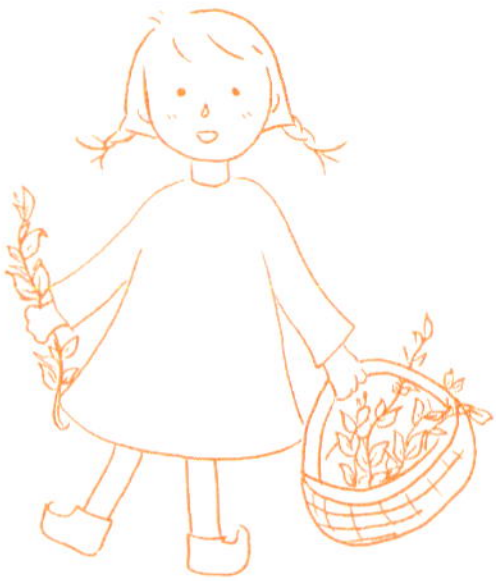

　このように日本の企業の中でも、ハーブの持つ魅力的な香りや、体との関わりなどを分析し、優れた製品を作り上げていくことが期待される時代に入りました。数日前には、大学の研究室からローズマリーの持つ成分のひとつに認知症に有効なものが見つかったと、いろいろな新聞で取り上げられました。

使用目的で選ぶ

　デパートや街の中にも、ハーブやアロマ関係のお店がいつのまにかできているのに驚かされます。海外からの出店が近頃では多いようで、優れた製品を見つけることも可能になりました。

　エッセンシャルオイルは、オイルをそのまま使うことは危険を伴います。そのためほかの基材とともに目的に合わせて使用されるもので、さまざまな場面での知識が必要です。

　はじめてエッセンシャルオイルを使用する場合は、専門家に相談するか、優れたエッセンシャルオイルを原料としている、使用目的のはっきりした品を見つけることをおすすめします。先に「市場での背景」で紹介したフレグランスの中にも、目的に合った香りが見つかると思います。

「ハーブティーやエッセンシャルオイルを、どう選べばいいの？」とよく聞かれます。

この香りが好きだからという選び方もひとつの方法で、その芳香は身体を癒しリラックスさせて、明日への活力になります。ストレスによる諸症状や、疲れた肌を修復したいなどの目的があれば、本書に登場するハーブティーやエッセンシャルオイルが、きっと役立ちます。

フランス、イギリス、ドイツ、アメリカ、日本での背景

歴史的にも古くから精油を使っているヨーロッパでも、国によってその使い方や法律は異なっています。

フランスでは医学的に使用されています。メディカルアロマセラピーとして、医師が診断を行い、内服は禁止されているが精油の処方もあり、医師の管理のも

とで使われています。

イギリスではリラクゼーションやマッサージの中で使われています。

日本でのこれらの背景に現状ではあまり制約はなく、エッセンシャルオイルを化粧品、または雑貨として分類されている以外は、ゆるやかに市場に出回っています。

ドイツでは古くから自然療法のひとつとして、アロマセラピーが専門の資格を持った自然療法士によって行われています。

アメリカでは病気の分析には医学、治療にはハーブを取り入れていますが、二〇世紀初頭には近代医学が発展し、ハーブ医学は一時衰退しました。

日本では一般的に、アロマセラピーとして、先に述べたドイツやイギリスの流れで、人気があるようですが、私としては、まずハーブそのものを知って、そこからの知識を生かし深く自然につきあえることが望ましいものと考えます。

ハーブの歴史は日本ではまだまだ浅く、安易に使うことは危険も伴うことなのです。

特にエッセンシャルオイルについては、専門の知識が必要になります。そして、ハーブやアロマの知識が必要な場面が、今後ますます広がることと思いますが、日頃からハーブにふれ、生活の中で活用できれば、美しさも健康も自然の状態で得られるものと考えます。

「攻めと守りのバランス学」最近こんな言葉を目にしました。美しくなるためには、〝攻め〟だけでも、〝守り〟だけでも不充分で、積極的にキレイなるためには、〝打って出る美容〟と、今を維持するための〝守りの美容〟がそろってはじめて「最高の美しさを手に入れることができる」と。

毎日を美しく健康で生きられる、もちろん自分だけのことではなく、家族が友人がまた体の不調な隣人にも、この言葉はそのまま生かされるものだと思います。

植物の力について学んだこと、これは〝攻め〟で、学んだことを活かして対応できる環境を作る、という〝守り〟で、バランスがとれます。

・若い人は美しさと健康へのスタンスが広がること。

・シニアと呼ばれる年配層には、さらなる美しさと健康を期待することができること。

多くの人の、明日のための美しさと健康を願って、古代より使われてきた植物の力をここに記すものです。

『WOC憲章』――健康とは、完全に肉体的・精神的及び社会的に幸福な状態のことをいい、単に病気・虚弱ではないということではない。

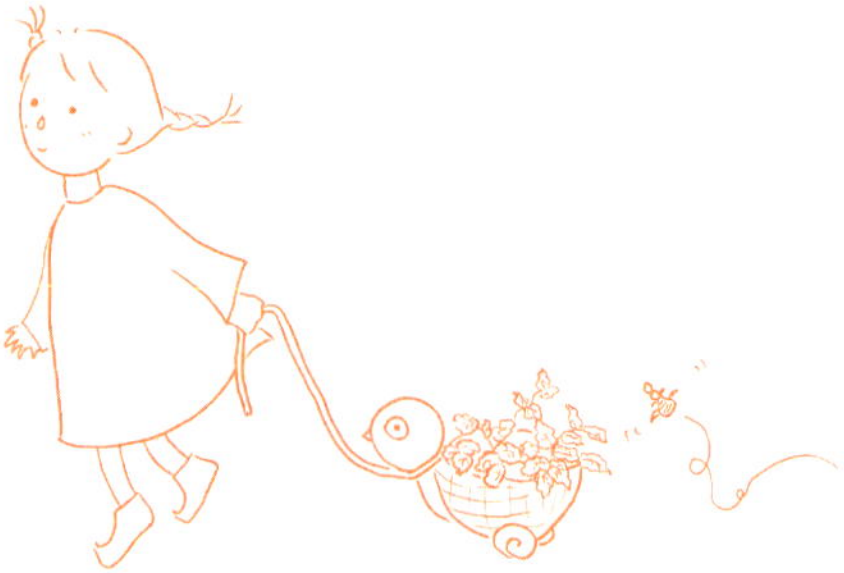

エッセンシャルオイルの活用法

エッセンシャルオイルを実際に使う方法としては、芳香浴、沐浴、トリートメント、湿布、スキンケアなどがあり、また化粧品を作ることもできますが、前述した通りさまざまな知識が必要とされます。もっとも一般に手軽に使う方法としては、芳香浴と沐浴をおすすめしますが、もう一度エッセンシャルオイルについて本書をお読みいただいたうえで十分に注意して、それぞれの方法で香りを楽しんでください。

芳香浴

エッセンシャルオイルの香りを楽しむための道具としてのアロマポットも、いろいろなデザインや材質のものが出回っています。形状などにはあまり違いはありませんが、キャンドル使用と豆電球を使用するものとに分かれます。どちらも、容器を温めて使うことは基本ですが、エッセンシャルオイルの使用量に注意してください。

＊容器の上部に七～八分目の水またはぬるま湯を入れ、エッセンシャルオイルを五～六滴落とす。

＊キャンドルタイプの場合は、ぬるま湯とエッセンシャルオイルを入れてから、キャンドルに火をつける（エッセンシャルオイルがこぼれると危険で、注意が必要）。

＊ハンカチやティッシュを使って速効性を期待することもできます。エッセンシャルオイル二～三滴をハンカチなどに落として身につける、またはバッグに入れて必要なときにかぐ。

＊空気の浄化をするには、空気清浄機や掃除機の中の紙袋などに三～四滴落として稼働させる。

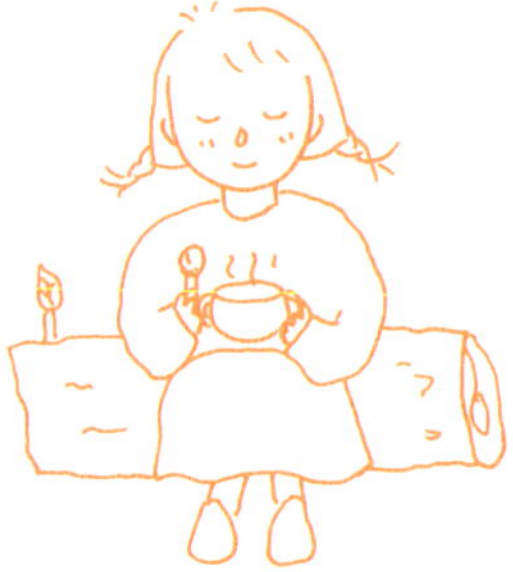

芳香浴におすすめのエッセンシャルオイル

・眠れない夜に――ローマンカモミール、リンデン
・ストレスを感じたとき――ラベンダー、ローズウッド
・集中力を高めたいとき――ローズマリー、フェンネル
・明るい気分になりたい――オレンジ、グレープフルーツ、ローズ
・空気の浄化――ユーカリ、レモングラス
・リラックスしたいとき――好きな香りのエッセンシャルオイルを使う

沐浴（手浴、足浴）

香りを鼻から吸収し、皮膚からも成分を浸透させることができるのが沐浴です。また肩こりや目の疲れなどには、手浴が効果的で手軽に利用することができます。

エッセンシャルオイルは、お湯に溶けにくいのでよくかき混ぜます。肌の敏感な人は直接精油が肌に触れないよう、注意してください。

＊洗面器などに少しぬるめのお湯（四二℃くらい）を入れ、エッセンシャルオイルを二～三滴落として、五～一〇分間両手首まで入れる。全身が温まってくる

のがわかるまで、音楽などを聴きながらゆっくりとリラックスすると、エステ気分が味わえます。

＊体が冷えきった時は足浴がおすすめ。とくに血行の悪い方に足浴が効果的で、全身が温まり疲れた体の回復も期待できます。

注意が必要なエッセンシャルオイル一覧

光毒性、皮膚刺激作用があるもの——オレンジスイート、グレープフルーツ、ベルガモット、マンダリン、レモン、アンジェリカシード

高濃度での過度の使用を避ける——イランイラン、セージ、ペパーミント

腎臓疾患の疑いがある場合は避ける——ジュニパーベリー

多量・長期の使用は避ける——タイム、リナロール、クローブ、コリアンダー、ローズマリー

妊産婦、乳幼児、高血圧症、てんかんの即応性がある人は避ける——セージ、ペパーミント、ローズマリー、ユーカリ

妊産婦の使用は避ける――シダーウット、ニアウリ、パルマローザ、フェンネルスイート

妊産婦や多量の使用は避ける――クラリセージ、アンジェリカシード

妊産婦の使用は医師に相談する――ジャーマンカモミール、ローマンカモミール、ジャスミン、スイートバジル、ベチパー、スイートマージョラム、ミルラ、ローズオットー、ローズアブソリュート、ジュニパーベリー

皮膚刺激があるので注意が必要――イランイラン、クローブ、シトロネラ、シナモンリーフ、ジンジャー、スイートバジル、レモングラス、ペパーミント

婦人科系疾患の疑いがある場合は医師に相談する――サイプレス

芳香浴のみでの使用――ジャスミン、ローズアブソリュート

エッセンシャルオイルの使用は、前述に限らず扱いには十分に注意してください。とくに妊娠初期の段階では、すべてのエッセンシャルオイル使用にあたって、注意が必要です。またエッセンシャルオイルの消費期限（開封前）の目安は柑橘系は三か月～六か月、花や葉から抽出されたものは一年以内、樹脂系のものは三年以内です。

いずれも冷暗所での保存が必要です。条件によって変化するので保証されるものではありません。開封後は早めに使いきることで、安全にエッセンシャルオイルの芳香と効果効能を期待できることは前述の通りです。

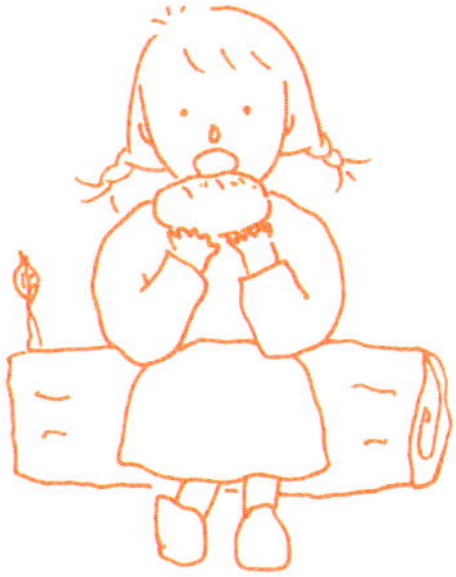

4章 ハーバルキッチン

食の分野でのハーブ

人は食べるという行為なくして生きてはいけません。古代より、ハーブも食と関わりながら今に至っています。ここでは、身近にあるハーブを使って簡単に作れる、お菓子と料理を紹介します。

近年の食生活の中で、不足しているといわれているのが食物繊維です。日本人の食生活が欧米化したことが大きく、かつては日本人に少なかった大腸ガンが増えていることによります。

そこで注目されたのが食物繊維で、食物繊維によって食べ物が腸内を早く通過することで、ガンの誘発を防ぐ、あるいは腸内の有毒物質の毒性をとりこんで、その発生を抑えるといったことが指摘されています。

以前は、栄養として何もない、といわれていた食物繊維が、今では五大栄養素に次いで六番目の栄養素といわれはじめています。食物繊維が穀類や葉物などに

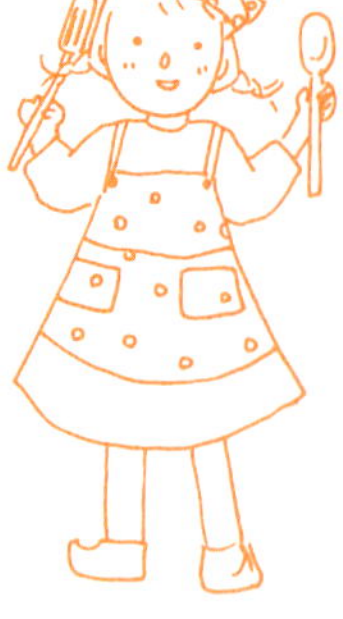

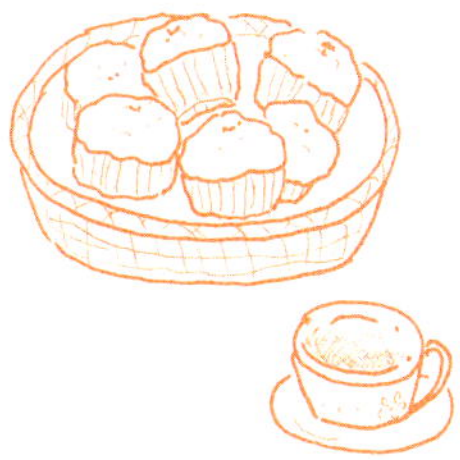

含まれていることは知られていますが、ハーブの領域でもこの存在が明らかになり、ハーブティーやカプセルなどを飲用することで、摂取できることがわかってきました。

栄養学的に見たハーブ

発育・成長・生命維持など、人間の生活活動に必要なエネルギーを供給するタンパク質・脂質（脂肪）・炭水化物（糖質）などの栄養素（カロリー）を三大栄養素といいます。これらの働きを促進しているのがビタミンやミネラルで、これらが存在しないと、体内に入った三大栄養素は、うまく機能しないのです。加工食品の過剰摂取は、ビタミンの機能を阻害したり、ビタミン欠乏症を起こすので、気をつけなければなりません。

健康的な食生活の中にハーブを取り入れることで、実際に起こり得るさまざまな症状の緩和ができると期待されています。

六番目の栄養素であるハーブの食物繊維が、有害ミネラルの排出にも役立ち、

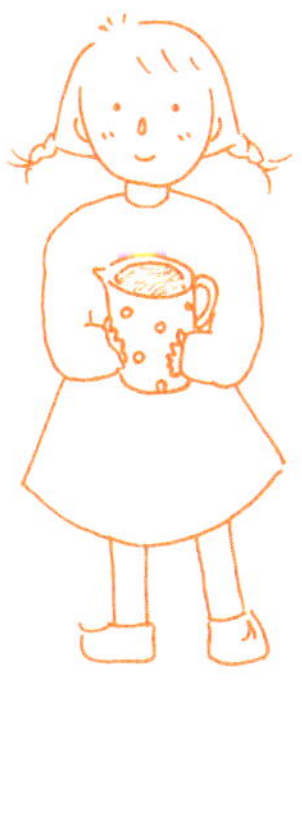

体内に蓄積された有害物が、不安やストレスの要因になっているといわれている現状で、ハーブへの期待が高まり、レストランでも身近なハーブを使った薬膳が人気を集めているようです。

ハーブで食を楽しむ

「ハーブと漢方とはどう違うの」とよく聞かれます。世界中いろいろなところで結果が認められ重宝されている薬用植物をハーブといい、漢方に使われている生薬（薬草）も、ハーブのひとつなのです。

ハーブの分野では、漢方として使われている薬草、すなわちハーブが多く存在します。また漢方薬といわれているものの中に、一般ではハーブと呼ばれている薬草が使われています。ここに医食同源という言葉が存在し、ハーブが健康的な心身を保持するために役立つ優れた植物であることがわかると思います。

ハーブも薬草も区別することなく、毎日の食生活の中に少しずつ取り入れていくことはとても楽しいことにもなります。すでに知らずに食しているハーブも少

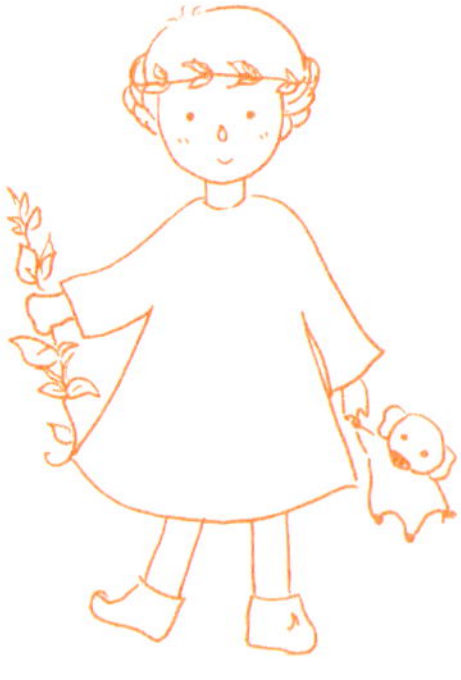

ハーバルキッチン

4章

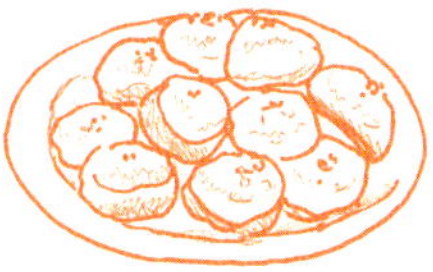

なくありません。

私のハーバルキッチンでご紹介するお菓子や料理も、ごく自然にハーブを使ったもので特別なものではなく、気軽に作れて体にやさしい一品です。

ハーブのお菓子とハーブティー

ハーブを使ったお菓子やパンケーキは、見た目もきれいなのでプレゼントにおすすめです。身近なハーブを使って、アレンジもできます。お菓子作りが大好きな方に、ぜひ作っていただきたいオリジナルレシピです。（ ）内にある数字がレシピの紹介ページです。レシピは3～4人分を目安にしていますが、適宜調整してください。

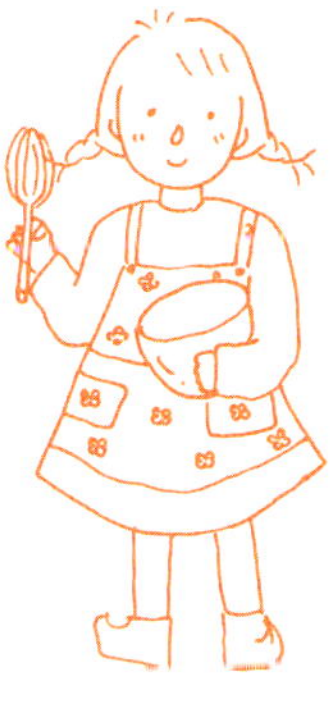

- **バラ色のミニスコーン**（101ページ）
- **ハーバルマフィン・ローズの香り**（102ページ）

ローズは香りも色合いも、いろいろなお菓子に利用できるハーブで、とくに女性には人気があります。手軽に作れるスコーンとマフィン、どちらもティータイムにマッチするステキなパンケーキです。

この二品に相性ぴったりの紅茶ブレンドハーブティーを紹介します。

紅茶……ティースプーン1

ローズレッド……ティースプーン½

・レモンバーム・サブレ（103ページ）

・レモンバーム・ケーキ（104ページ）

レモンバームを使ったクッキー（サブレ）とパウンドケーキです。お好みのラッピングをするとかわいらしい贈りものになり、ケーキ作りも一層楽しくなるはずです。ドライ、フレッシュ、どちらのハーブも利用できます。

この二品に合うレモンバーム・ブレンドティーを紹介します。

レモンバーム……ティースプーン½

ラベンダー……ティースプーン⅓

ローズヒップ……ティースプーン½

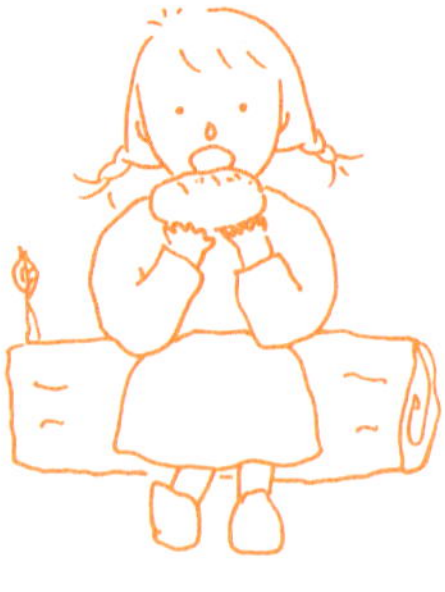

・フォカッチャ・セージ風味（105ページ）
・ローズマリー・ブレッド（106ページ）

パン作りが大好きなあなたに贈る、生地にハーブを練りこんだり、トッピングとしてハーブを使ったシンプルなパンです。使用するハーブはいずれも庭先でよく見かけるハーブで、ドライ、フレッシュのどちらでも利用できます。

このパンはミント・ミルクティーと一緒に召し上がってはいかがでしょうか。

ペパーミント……ティースプーン½
紅茶……ティースプーン1
これを温めた牛乳1カップでいれていただきます。

・ミント・ブラマンジェ（107ページ）

食後におすすめのデザート冷菓で、もたれた胃をすっきりとさせてくれます。また食欲がない時や体が弱っている時でも、無理なく食べられることで喜ばれています。

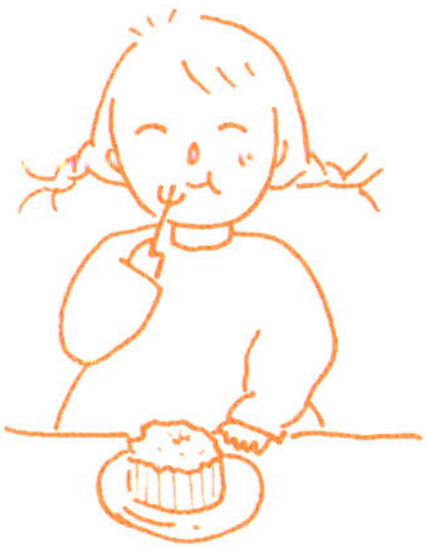

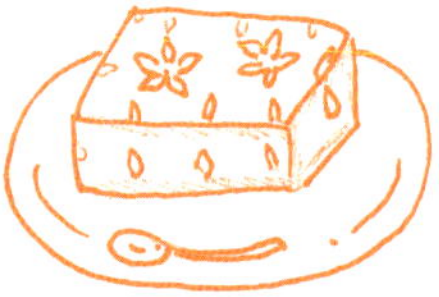

・ローズジェレ・バラの花のゼリー（108ページ）

見た目も美しい、バラの香りがぜいたくなゼリーです。ローズレッドはハーブティーだけではなく、冷菓としてもさまざまに利用できます。ホルモンのバランスを整え、美容効果のあるスイーツです。

・カレンデュラの豆乳ゼリー（109ページ）

カレンデュラと豆乳を組み合わせた、和風のゼリーです。カレンデュラはサフランに似た色合いのハーブで、ピラフの色づけやソース類をはじめ、お料理やお菓子作りによく利用されます。

食卓で味わう

・フェンネルとくるみのピラフ（110ページ）

フェンネルは古代エジプトから使われているハーブで、古代ギリシャでは「マラスロン」と呼ばれ、減量や長寿に効果があるとして利用されていたようです。

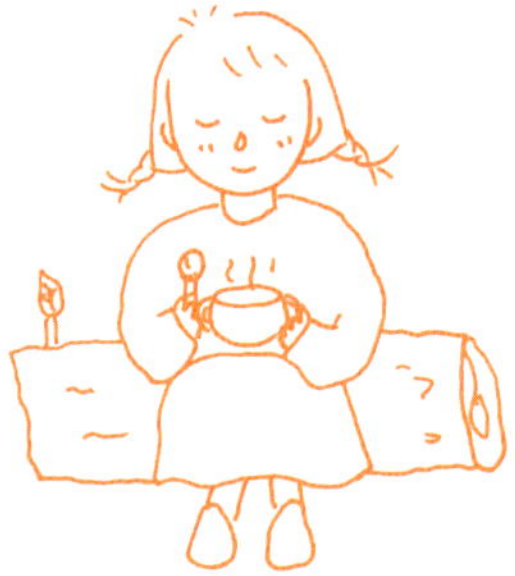

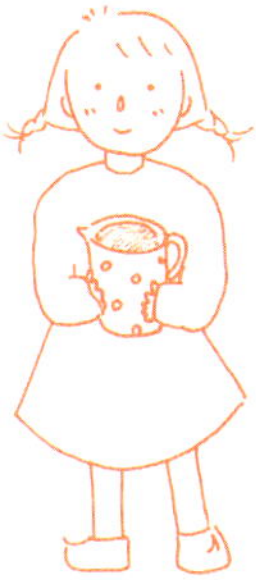

野菜として使われるのはフローレンスフェンネルで、ハーブはスイートフェンネルが使われます。

この料理は、消化器系への働きとともにホルモンバランスを整え、肌のつやをよくして体調を保ってくれます。

・豚肉の香草焼き・セージ風味（111ページ）

ハーブティーでも紹介したセージですが、古くから料理にも使われているハーブで、とくに肉料理に使うことで、消化を助けたりもたれた胃の緩和に効果があります。セージは抗酸化作用があるので、感染症の予防などにも効果があり、老化を遅らせることにも期待されています。

・白身魚のワイン蒸し・香草風味（112ページ）

旬の魚を香草とワインで蒸し、カレンデュラを加えた香り豊かなソースで仕上げました。ハーブの香りの風味が料理を一層引き立てて食卓を飾り、食欲をそそります。

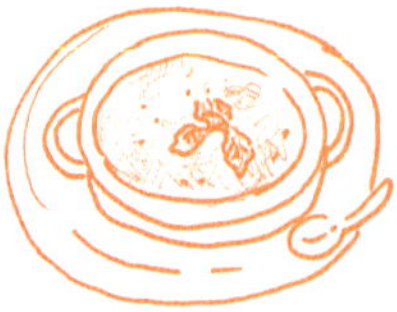

・いかのリング揚げ・香草仕立て（113ページ）

オレガノはトマトと相性のよいハーブで、トマトをよく使うイタリア料理では、日常的に使われるハーブのひとつです。この料理は、輪切りにしたいかに薄めの衣をつけて揚げた簡単なもので、トマトソースとの組み合わせは抜群、おもてなしの一品にもなります。

・クレソンのポタージュ（114ページ）

クレソンはヨーロッパ原産の湿地に生息する多年草です。ハーブではランドクレスと呼ばれる畑で栽培できるものもありますが、ここでは一般に使われているウォータークレス（クレソン）を使いました。フランスの薬草治療家M・メッセゲは、健康草と呼ばれているクレソンを多量に食べることをすすめています。クレソンはビタミンCや鉄分が多く含まれ、肉料理のつけ合せにもよく使われます。

・セロリのコールドスープ（115ページ）

スープセロリは、一般のセロリが苦手という方にも無理なくすすめられるものです。レシピにあるセロリをスープセロリに変えると、よりマイルドなスープに

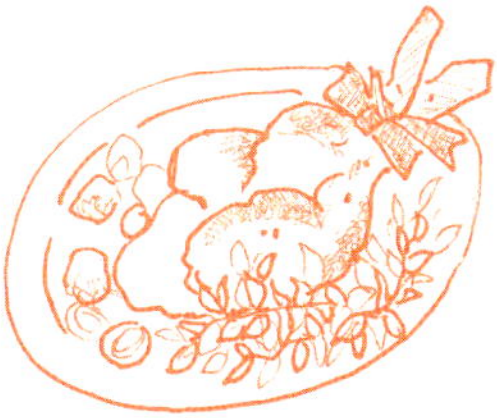

なります。

・玉ねぎとスプラウトの香草サラダ（116ページ）

高血圧や動脈硬化の予防に効果があることで知られている玉ねぎと、風邪の予防や美肌効果のあるスプラウトを使い、香草の風味で仕立てたサラダです。チャービルやセージ、タイムはキッチンハーブとして栽培されるもので、一年中楽しめるハーブです。

・ローストチキン・香草風味（117ページ）

古代よりハーブは狩りで得た獲物を食するために、その香りを獲物に移して臭みを消したり、貯えておくための保存料として使われました。クリスマスやパーティーなどのテーブルを飾る、存在感のあるローストチキン。ローズマリーやタイム、タラゴンなどのハーブを詰めこんで焼いたチキンは、格別の味わいがあります。焼き上がったローストチキンに、古代からの知恵とハーブの歴史を重ね合わせてワインで乾杯！　などはいかがでしょうか。

・アロマティック・エディブルサラダ（118ページ）

フレッシュハーブの中で、エディブルフラワーを見かけるようになりました。彩りのきれいないろいろなフラワーがあり、食卓に置くと「これ、食べられるの？」とよく聞かれます。ビタミンやミネラルが豊富で、とてもすぐれた香草野菜の一種です。クリスマスやバースデー、ワインパーティーなどにおすすめのサラダです。

・ロケットと小さなパスタサラダ（119ページ）

ルッコラと呼ばれている野菜はロケットというハーブのことで、少し苦味のあるゴマの香りを持つ、とても育てやすく食べやすいハーブです。金気を嫌うので、包丁やナイフを使わず手でちぎって使うとまろやかな味を保つことができます。

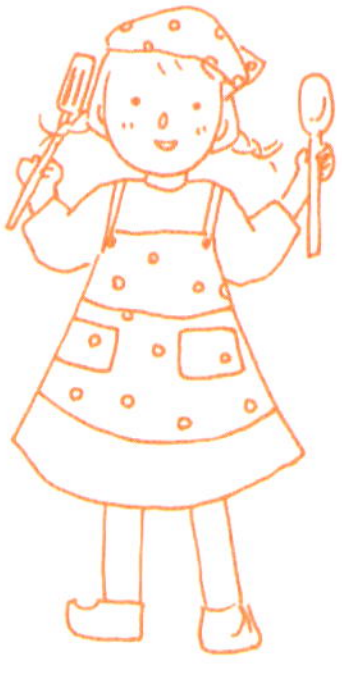

バラ色のミニスコーン
―ハーバル・スコーン―

レシピ

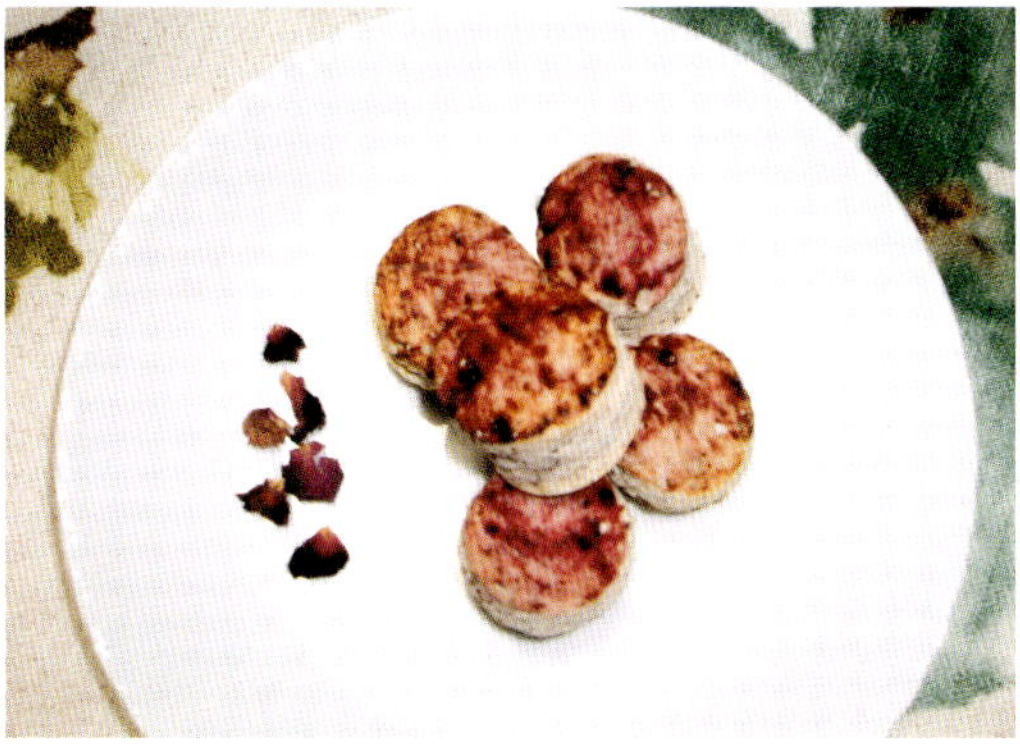

材料

強力粉	75 g	ローズレッド	大さじ2
薄力粉	75 g	フランボワーズペースト	大さじ4
ベーキングパウダー	大さじ1/2	赤ワイン	大さじ2
砂糖	大さじ3	塩	少々
バター	60 g		

作り方

① 強力粉と薄力粉、ベーキングパウダーは2～3回ふるいにかけ、ボウルに入れて細かく砕いたローズレッドを混ぜる。

② ①に砂糖と塩を入れて混ぜ、よく冷えたバターを加えて指先で揉みこみながらプードル状に仕上げる。

③ フランボワーズ（表面に塗る分を残しておく）にワインを加えて②に入れて混ぜ、ひとまとめにして30分ほど冷やす。

④ 打ち粉をした台に③の生地をとって12等分にし、形よく丸めて天板に並べ、表面にフランボワーズペーストを刷毛で塗る。

⑤ オーブンを170℃に温めて④を入れ、15～20分ほど焼く。

＊ほのかなバラの香りを折り込んで焼きあげた、淡いバラ色の小さなスコーンです。紅茶ブレンドのハーブティーで、素敵なティータイムを……。

■ フランボワーズは、タンニンの渋みをわずかに感じる甘ずっぱい味が特徴で、鉄分とビタミンCの両方を含んでいます。
フランボワーズの香り成分には、活性酸素の働きを抑える効果があるほか、体脂肪の燃焼促進効果があるといわれています。

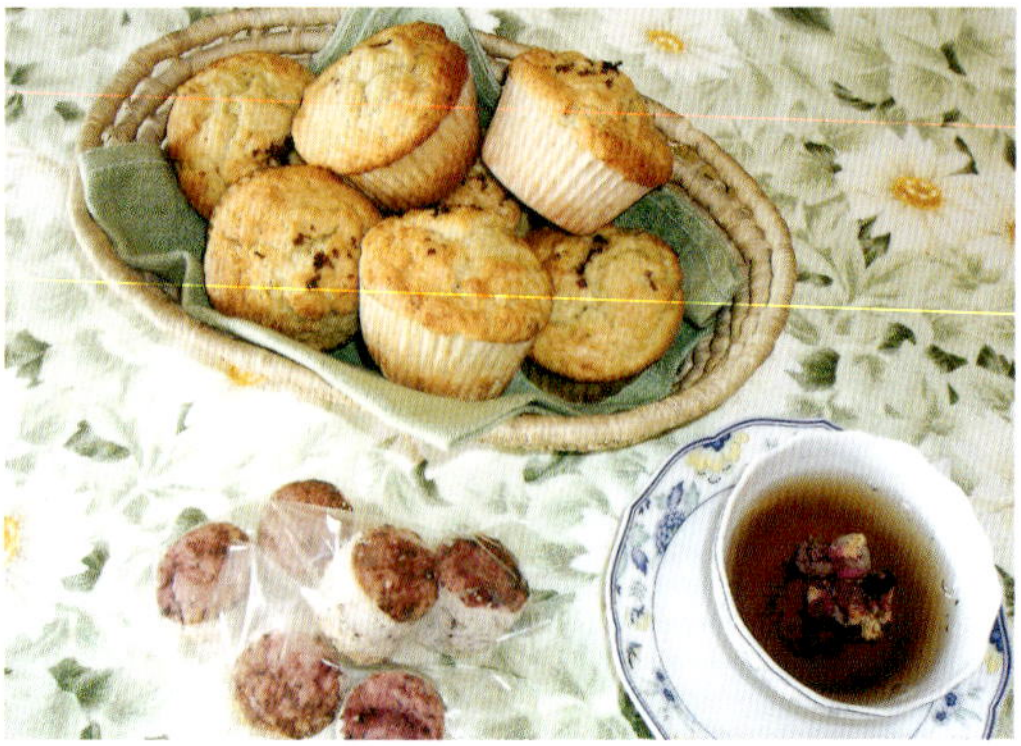

ハーバルマフィン・ローズの香り

レシピ

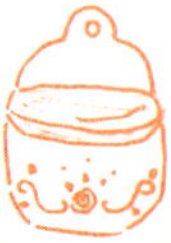

材料

小麦粉	180g	卵	1個
ベーキングパウダー	大さじ1	ローズレッド	10g
砂糖	80g	熱湯	160cc
バター	60g	ローズリキュール	大さじ1

作り方

① 小麦粉とベーキングパウダーは、合わせて2～3回ふるっておく。

② 紅茶ポットなどにローズレッドを入れ、熱湯を注いで15分程度置き、茶漉しで漉して冷まし、花びらは細かく刻む（一部を使う）。

③ ボウルにバターを入れてよく混ぜ、砂糖を3回に分けて加えながらさらによく混ぜ、クリーム状に仕上げる。

④ 卵を割りほぐし、3回に分けて③に加えながらよく混ぜ、②の花びらとローズリキュールを入れてすり混ぜる。

⑤ ④によく冷ました②のローズレッドを加えて混ぜ、①の小麦粉をふり入れ、さっくりと手早く混ぜる。

⑥ カップ型にグラシンなどの敷き紙を入れ、⑤の生地を等分に流し入れて軽く空気をぬく。

⑦ オーブンを170℃に温めて⑥を入れ、約15分表面に少し焦げ色がつく程度に焼く。

⑧ ⑦のマフィンを型からぬいて器に盛る。

レモンバーム・サブレ
―ハーバル・クッキー―
レシピ

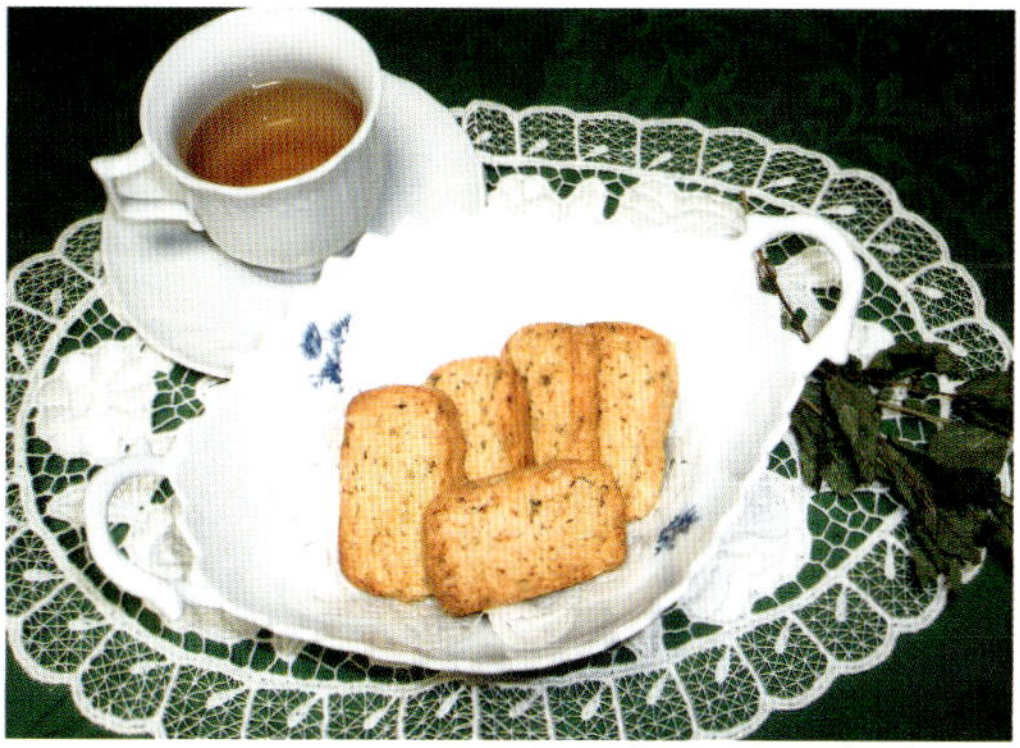

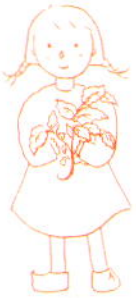

材料

小麦粉	120 g	レモンバーム（ドライ）	大さじ3
ベーキングパウダ	小さじ 1/2	はちみつ	大さじ2
バター	60 g		
きび砂糖	45 g		
卵黄	1個		
くるみ	30 g		

作り方

① 小麦粉とベーキングパウダーは合わせて2～3回ふるい、くるみはみじん切りにする。

② ボウルにバターを入れてよくかき混ぜ、きび砂糖を3回に分けて加えながらさらによく混ぜ、卵黄を入れて混ぜる。

③ ②にはちみつを入れてなめらかになるようにかき混ぜ、レモンバームと①のくるみを加えてさっと混ぜ合わせる。

④ ③に①を加えて7分ほど混ぜ、ポリフィルムに包んでまとめ、4×2cmの棒状に形を整えて冷蔵庫に入れ、30分ほど置く。

⑤ ④の生地を小口から8mmに切り分けてオーブンプレートに並べ、170℃のオーブンで15分ほど焼く。

ほのかにレモンの香りがする、爽やかな口あたりのサブレです。くるみは代謝を高め、血圧を下げる効果もあるといわれています。忙しい一日の中で、クッキーとハーブティーで癒されるひとときが、明日への力になると思います。

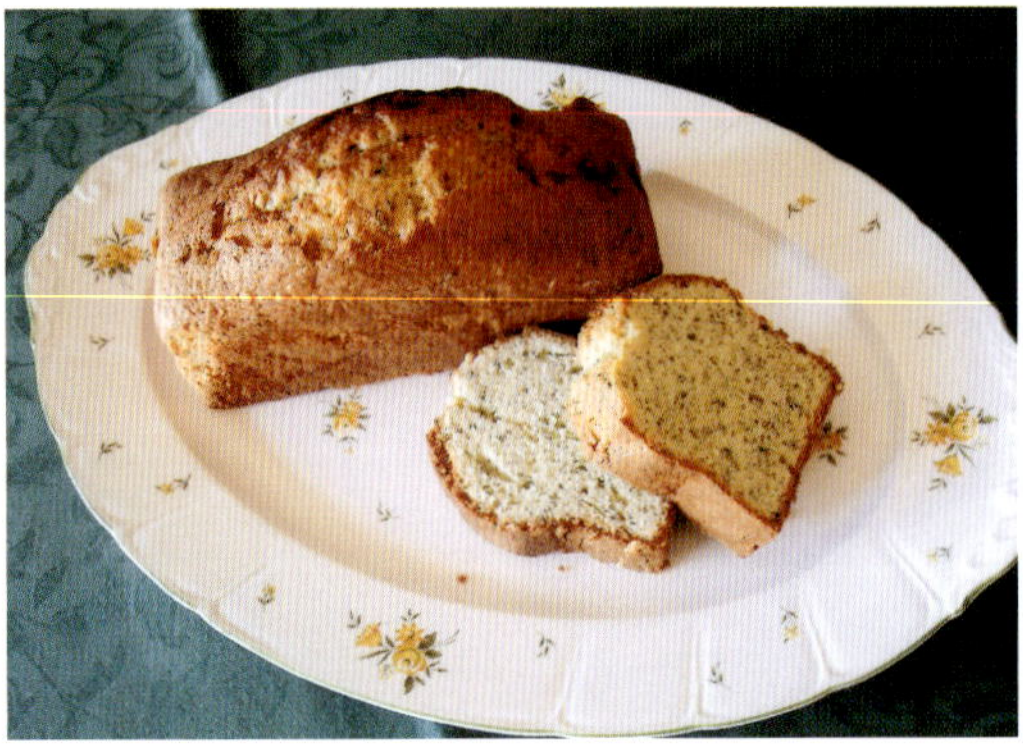

レモンバーム・ケーキ

レシピ

材料

小麦粉	175g	卵	3個
コーンスターチ	50g	牛乳	50 cc
ベーキングパウダー	小さじ 1	コリアンダー	小さじ 1/2
バター	100g	レモンバーム	大さじ 3
砂糖	175g		

作り方

① 小麦粉、コーンスターチ、ベーキングパウダーは合わせて 2 ～ 3 回ふるい、レモンバームは細かく刻んで牛乳を加えてしとらせておく。

② ボウルにバターを入れてよく混ぜ、砂糖の 2/3 を 3 回に分けて加えながら、さらによく混ぜ合わせる。

③ ②に卵黄を 1 個ずつ入れて混ぜ、①の牛乳とレモンバーム、コリアンダーを加えてよく混ぜる。

④ 卵白を泡立て、残りの砂糖を 3 回にわけて加えながら、さらによく泡立てて固めのメレンゲ状にする。

⑤ ③に④の卵白の半量を入れて混ぜ、①の小麦粉を加えて 7 分程度に混ぜる（混ぜすぎないように注意）。

⑥ ⑤に残りの卵白を加えて手早く混ぜ、2 本のパウンド型に等分に流し入れ、底を軽くたたいて空気を抜き、中央に箸を立てて筋目を入れる。

⑦ ⑥を 170℃のオーブンに入れて 40 ～ 50 分焼き、十分冷ましてから切り分ける。

フォカッチャ・セージ風味
―イタリアンブレッド―

レシピ

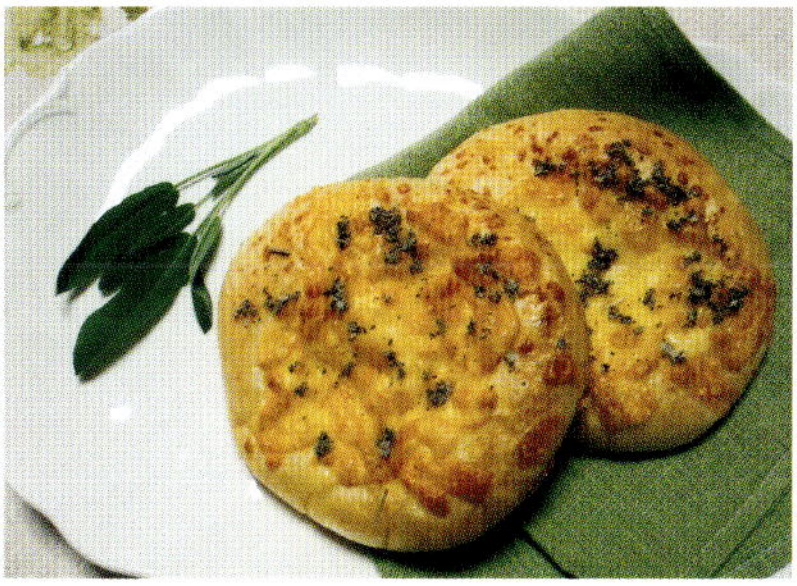

材料

強力粉	150 g	オリーブ油	適量
薄力粉	50 g	ナチュラルチーズ	45 g
ドライセージ	大さじ 2	粗塩	適量
ドライイースト	大さじ 1/2	セージ	少々
砂糖	大さじ 1		
塩	小さじ 1/3		
牛乳	100cc		
卵	1/2 個		

作り方

① 鍋に牛乳と砂糖、塩を入れて火にかけ、沸騰直前に火を止めてよくかき混ぜ、40℃まで冷ましておく。

② ボウルに強力粉と薄力粉、ドライイーストを入れてよく混ぜ、細かく砕いたドライセージを加え、中央をへこませておく。

③ 卵を溶きほぐして①の牛乳に加え、オリーブ油を入れて混ぜ、②のボウルのへこませた部分に入れ、周りの粉を少しずつ崩すように加えながら混ぜてひとまとめにする。

④ ③の生地を台にして、チーズをちぎって加えながらよくこね、手にオリーブ油をつけてまとめ、ボウルに入れてぬれ布巾をかけて 40 分ほど（季節によって発酵時間は異なる）置く（第 1 発酵）。

⑤ 約 2.5 倍に発酵した④の生地を上から軽く手でたたいてガスを抜き、2 等分にまとめて約 10 分置き、再び発酵（ベンチタイム）させる。

⑥ ⑤の生地を 6 等分に分けてまとめ、めん棒で 1cm 厚さに丸く形を整え、数カ所にフォークの先で空気穴をあける。

⑦ ⑥の表面全体にオリーブ油をたっぷり塗って粗塩少々をふり、セージを散らして暖かいところに置き、発酵させる。

⑧ 約 2 倍にふくれた⑦の生地を、200℃のオーブンで約 15 分、色よく焼き上げる。

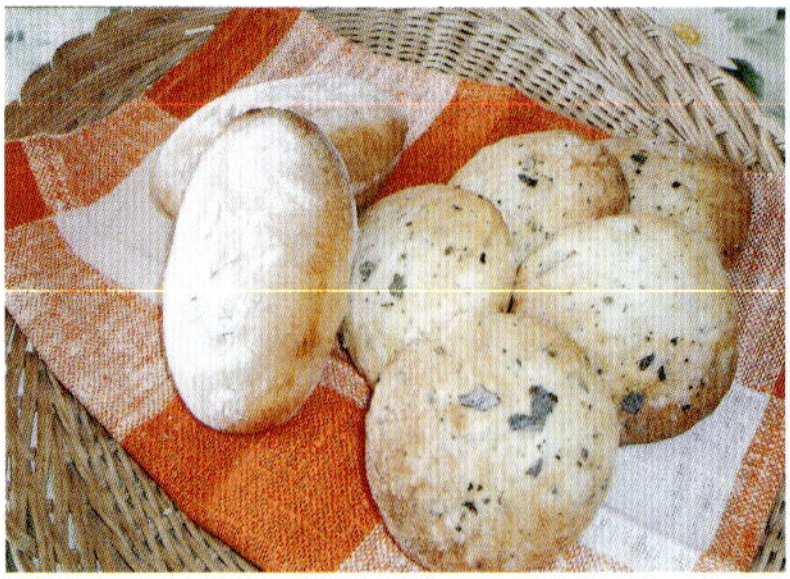

ローズマリー・ブレッド

レシピ

材料

強力粉	250g	バター	20g
ドライイースト	大さじ 1/2	卵	1/2 個
上新粉	適量	ショートニング	少々
牛乳	140 cc	ローズマリー	大さじ 1・1/2
砂糖	20g		
塩	小さじ 1/2		

作り方

① 鍋に牛乳と砂糖･塩を入れて火にかけ、沸騰直前に火を止めてよく混ぜ、40℃まで冷ましておく。

② 大きめのボウルに、強力粉・ドライイーストを入れてよく混ぜ、細かく砕いたローズマリーを加えて混ぜ、中央をへこませておく。

③ 卵を溶きほぐして①の牛乳に加え、②のボウルのへこませた中に入れ、周りの粉を少しずつくずすように加えながらバターをちぎって入れ、ひとまとめにする。

④ ③を台にとって約 10 分ほどよくこねてなめらかな生地を作り、ショートニングを塗ったボウルに入れ、ぬれ布巾をかけ 40 分ほど置く（第一発酵）。

⑤ 2・5 倍にふくれた③の生地は、手で軽くたたいてガス抜きをして再びまとめ、2 等分にして形を整え、約 10 分再び発酵させる（ベンチタイム）。

⑥ ④の生地のガス抜きをしてめん棒を当て、2 ㎝ほどの厚みになったら軽く巻きこんで形を整え、表面に刷毛で卵黄を塗ってローズマリーを散らし、上新粉を全体にふって手の平で余分な粉をはらう。

⑦ ショートニングを塗ったプレートに⑤の生地を並べ、暖かい場所に置いて約 2 倍にふくらんだものを、200℃のオーブンで約 20 分、薄く色づく程度に焼き上げる。

ミント・ブラマンジェ

レシピ

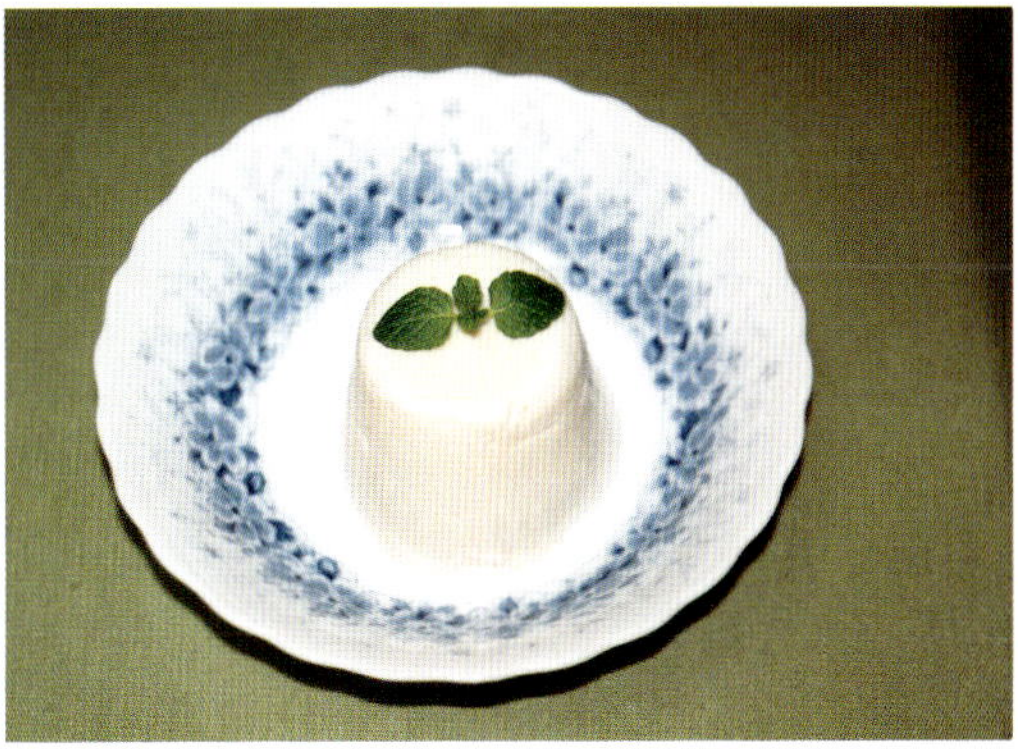

材料

コーンスターチ	40 g	ゼラチン	大さじ1
砂糖	50 g	水	大さじ2
塩	少々	フレッシュミント	1枚
牛乳	500cc		
ドライペパーミント	大さじ1		
生クリーム	50cc		

作り方

① ゼラチンは分量の水でもどし、型の内側を水でぬらし冷やしておく。

② 厚手の鍋にコーンスターチ、砂糖、塩を入れてよく混ぜる。

③ 牛乳を沸騰直前まで温め、ペパーミントを入れてふたをし、5分ほど置いて漉す。

④ ②に③の牛乳を少しずつ入れながらよく混ぜて中火にかけ、ふつふつとしてきたら弱火にし、たえずかき混ぜながら、ねばりが出るまで練り上げ、ミントの葉2～3枚を細かくちぎって加え、混ぜる。

⑤ ④のあら熱をとって①のゼラチンを加え、よく溶かして鍋の底を冷水につけて冷やす。

⑥ 生クリームを7～8分程度に泡立て⑤に加えて混ぜ、用意した型に流し入れ、冷やし固める。

⑦ ⑥を型から取り出し、水でぬらした器に盛り、ミントの葉を添える。

＊ブラマンジェはフランス語の白い食べ物から名付けられた冷菓です。ミントの葉を使って、初夏の爽やかさを加えたブラマンジェに仕立てました。

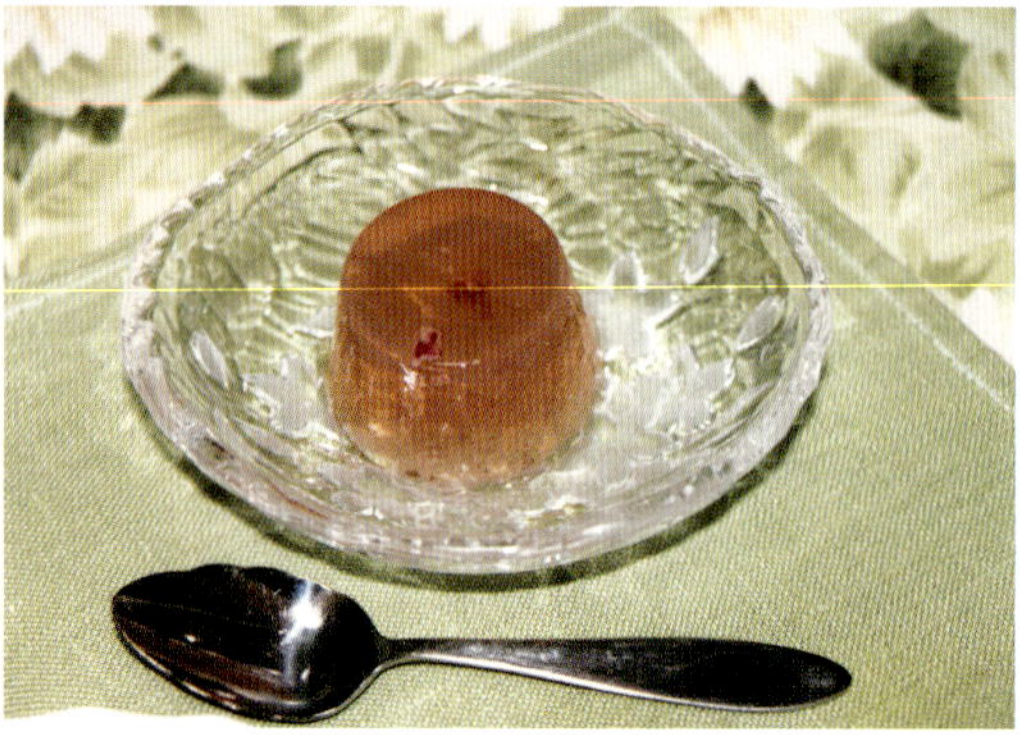

ローズジェレ・バラの花のゼリー

レシピ

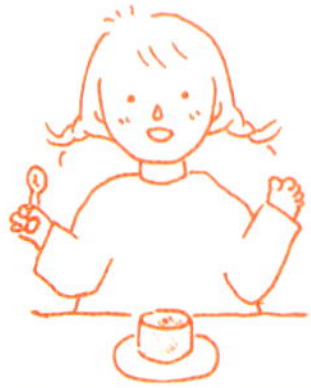

材料

砂糖	120 g	ゼラチン	大さじ1
水	200cc	ローズレッド	適量
ローズレッド	10 g		
白ワイン	75cc		
ローズリキュール	大さじ3		

作り方

① ゼラチンは大さじ2杯の水で戻しておく。

② 鍋に砂糖と水を入れて火にかけ、沸騰したらローズレッドを入れ、弱火にして2～3分煮つめてこれを漉す。

③ ②に①のゼラチンを入れてよく溶かし、底に冷水を当てて冷やしながら白ワイン、リキュールを加えて混ぜ、とろりとした濃度まで冷やす。

④ よく冷やした型に③の生地を流し入れ、中央に箸の先でローズレッド2～3枚をつめて冷やし固める。

カレンデュラの豆乳ゼリー

レシピ

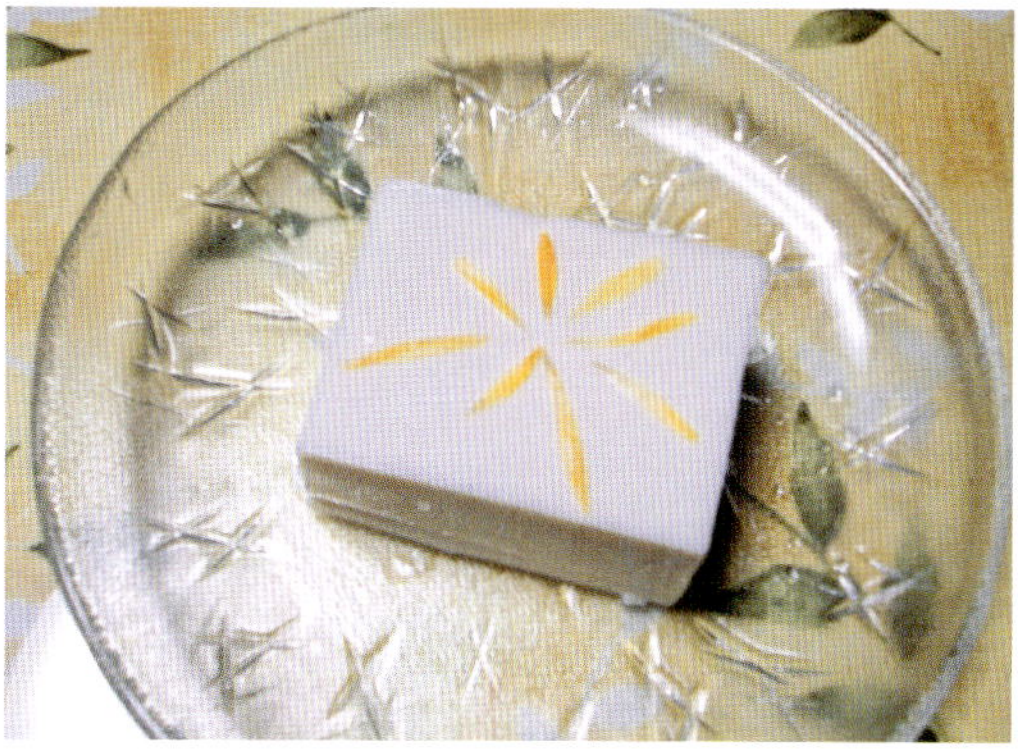

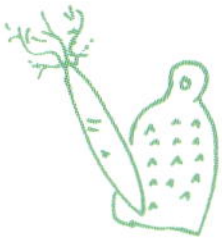

材料

カレンデュラ	大さじ3	生クリーム	50cc
ペパーミント	大さじ1	ゼラチン	大さじ2
熱湯	150cc	水	大さじ4
豆乳	360cc	（A）	
砂糖	80g	カレンデュラ	少々

作り方

① ゼラチンは分量の水でもどし、流し型の内側を水でぬらして冷やしておく。

② ポットにカレンデュラ、ペパーミントを入れて熱湯を注ぎ入れ、ふたをして 10 分置いて漉しておく。

③ 豆乳に砂糖を加えて火にかけ、砂糖が溶けてひと煮立ちしたら火を止め、粗熱を取って①のゼラチンを入れてよく溶かす。

④ ③を冷やしながらとろみをつけ②を加えて混ぜ、さらに冷やしながらとろりとした濃度に仕上げる。

⑤ 生クリームを 6 分程度に泡立てて④に加えて混ぜ、用意した型に流して表面に（A）のカレンデュラを飾り、冷やし固める。

⑥ ⑤を型から取り出して、好みに切り分けて器に盛る。

＊豆乳は、良質のタンパク質やカルシウム、鉄、亜鉛などのミネラルが豊富で、骨粗鬆症や貧血の予防・老化防止などに効果があります。また、コレステロール値を下げる効果もあります。

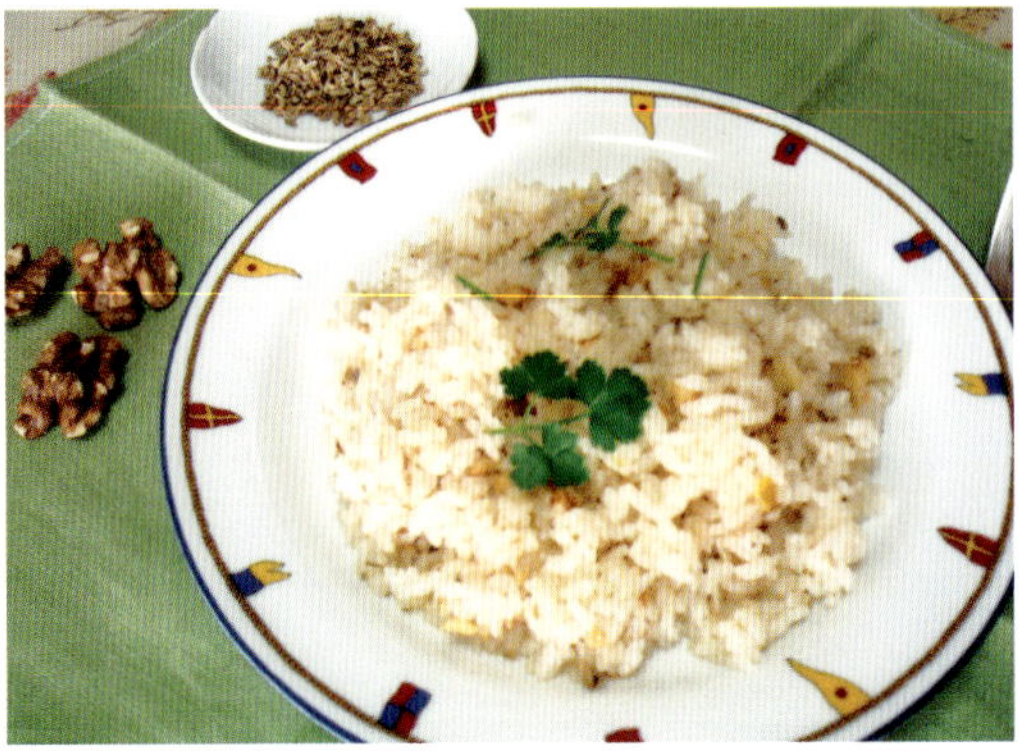

フェンネルとくるみのピラフ

レシピ

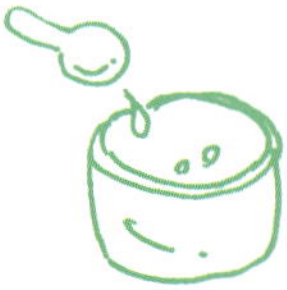

材料

米	3カップ	フェンネル	小さじ2
ブイヨンストック	3カップ	バジル	小さじ1
玉ねぎ	100 g	くるみ	30 g
オリーブ油	大さじ2	イタリアンパセリ	適宜
塩・こしょう	少々		
白ワイン	大さじ1		

作り方

① 米は炊く1時間前に洗って水切りしておく。

② 玉ねぎはみじん切りにし、くるみはローストして、粗めのみじん切りにする。

③ 鍋にオリーブ油を入れて熱し、②の玉ねぎを炒めて塩、こしょうをし、これに米を加えてさらに炒めて火を止める。

④ ③にフェンネルとバジルを加えて混ぜ合わせ、ブイヨンストックと白ワインを入れて火にかける。

⑤ ④が沸騰したら弱火にして 10 分炊き、火を止めて 10 分むらし、②のくるみを加えて混ぜる。

⑥ ⑤を器に盛って、イタリアンパセリを散らす。

豚肉の香草焼き・セージ風味

レシピ

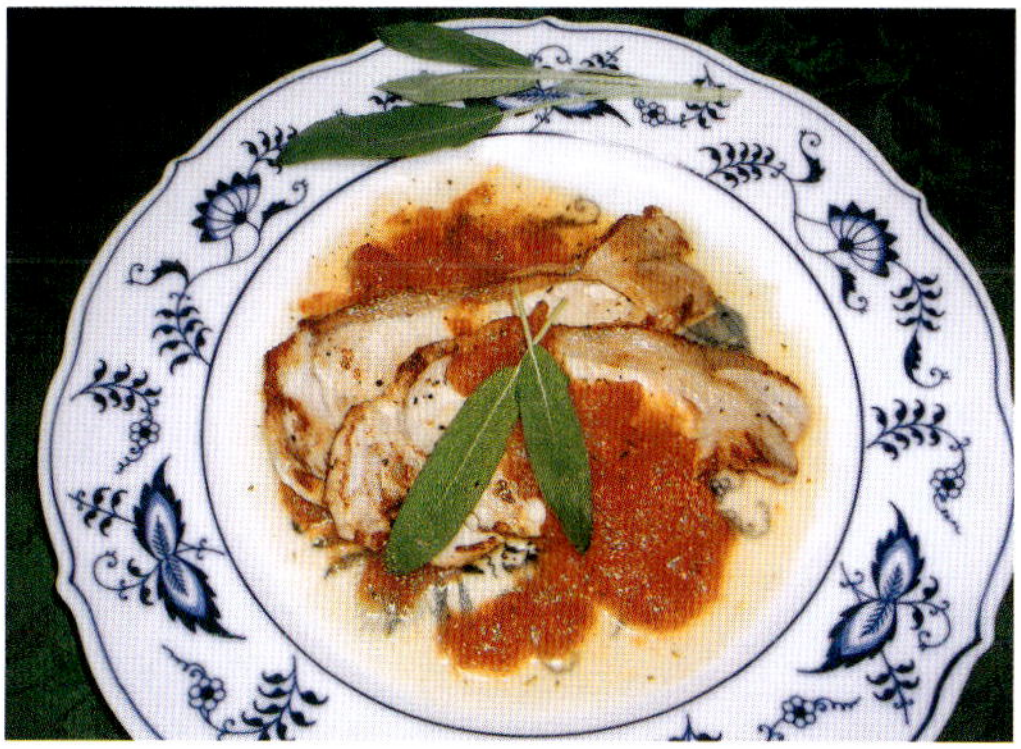

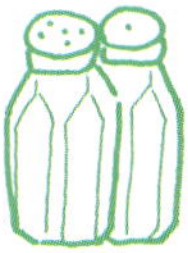

材料

豚ロース肉（厚さ5cmのもの）	400g	トマト	大2個
塩・こしょう	少々	オリーブ油	30cc
ワインヴィネガー	大さじ3	白ワイン	100cc
セージ	少々	チリペッパー	少々
フレッシュセージの葉	2枚	塩・こしょう	少々

作り方

① 豚肉は、軽く塩、こしょうをしてワインヴィネガーをふり、10分ほどおく。

② トマトは、皮を湯むきして種を除き、あら切りにする。

③ トマトソースを作る。鍋にオリーブ油を入れて熱し、②のトマトを炒めて白ワインを加え、ひと煮立ちさせてチリペッパーをふり入れ、全体によく混ぜて塩、こしょうで調味する。

④ フライパンにオリーブ油を入れて熱し、①の豚肉の表面にセージをふり入れ、両面を中火で色よく焼く。

⑤ 器に④を盛って③のトマトソースをかけ、フレッシュセージの葉を添える。

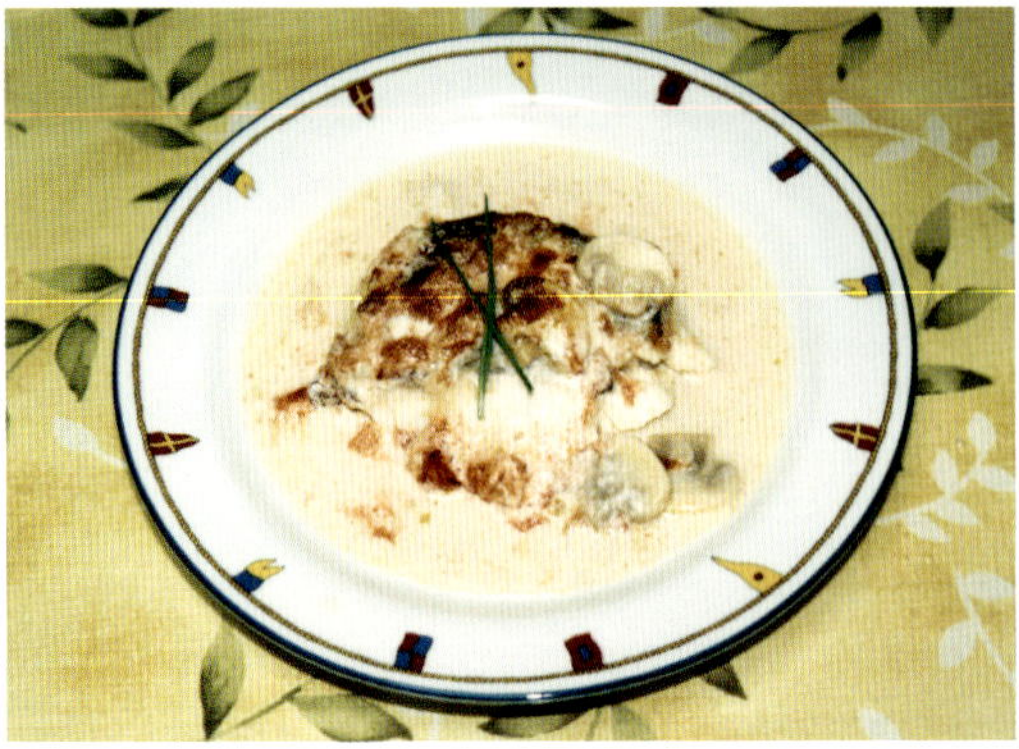

白身魚のワイン蒸し・香草風味

レシピ

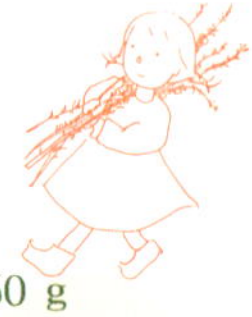

材料

白身魚	4～5切れ	サワークリーム	60 g
塩・こしょう	少々	カレンデュラ	大さじ1
ローリエ	1枚	白ワイン	大さじ2
タイム	1枝	シブレット	適量
白ワイン	100cc	（A）	
水	100cc	玉ねぎ	
		にんじん	
		セロリ	

作り方

① 白身魚は骨をすき取って皮を除き、塩、こしょうをして 10 分以上置いて下味をつける。

② 鍋に（A）の使い残しのくず野菜を敷いて①の魚をのせ、白ワイン、ローリエ、タイムを加えて火にかけ、10 分ほど蒸す。

③ ②の火を止めてそのままさらに 10 分置いて魚を取出し、蒸し汁は漉して、カレンデュラは白ワインを加えてしとらせる。

④ サワークリームに③の蒸し汁を加えてよく混ぜ、③のカレンデュラも入れて塩、こしょうで調味し、ソースを作る。

⑤ 器に④のソース少量を敷いて③の魚を盛り合わせ、残りのソースを魚にかけてシブレットを散らす。

いかのリング揚げ・香草仕立て

レシピ

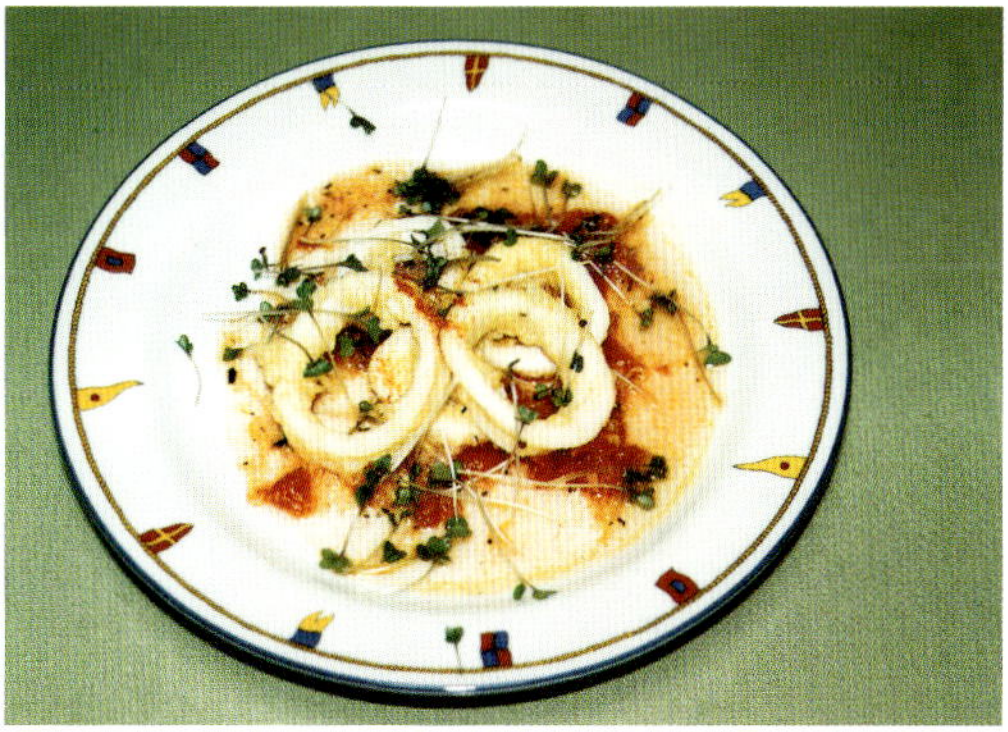

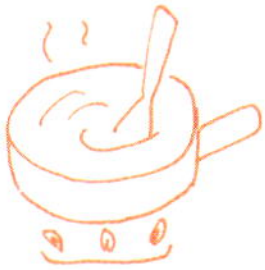

材料

生いか（胴部分のみ）	2はい	白ワイン	100cc
卵	1個	塩・こしょう	少々
冷水	大さじ2	オリーブ油	大さじ2
小麦粉	30g	カイエンペッパー・スプラウト	
トマト	1個	揚げ油	
エシャロット	3本	（A）	
オレガノ	大さじ1/2	塩・こしょう	少々
カイエンペッパー	少々	白ワイン	大さじ2

作り方

① いかは皮をむいて1ｃｍ幅に輪切りにし、（A）の塩、こしょう、ワインをふって10分ほど置く。

② トマトは皮を湯むきして種を除き5mm角に切り、エシャロットはみじん切りにする。

③ 鍋にオリーブ油を入れて熱し、②のエシャロットを炒め、香りが出たらトマトを加えてさらに炒める。

④ ③にオレガノ、カイエンペッパーを加えて混ぜ、白ワインを入れてひと煮立ちさせ、塩、こしょうで調味する。

⑤ ボウルに卵を割りほぐして冷水を加え、これに小麦粉を分量の中から適量を入れてさっと混ぜる。

⑥ 揚げ油を熱し、①のいかの水気を切って残りの小麦粉をふり、⑤の衣にさっとくぐらせて入れ、色よく揚げて油を切る。

⑦ 器に④のソースを敷いて⑥のいかを中央に盛り、カイエンペッパーをいかの上にふり、スプラウトを散らす。

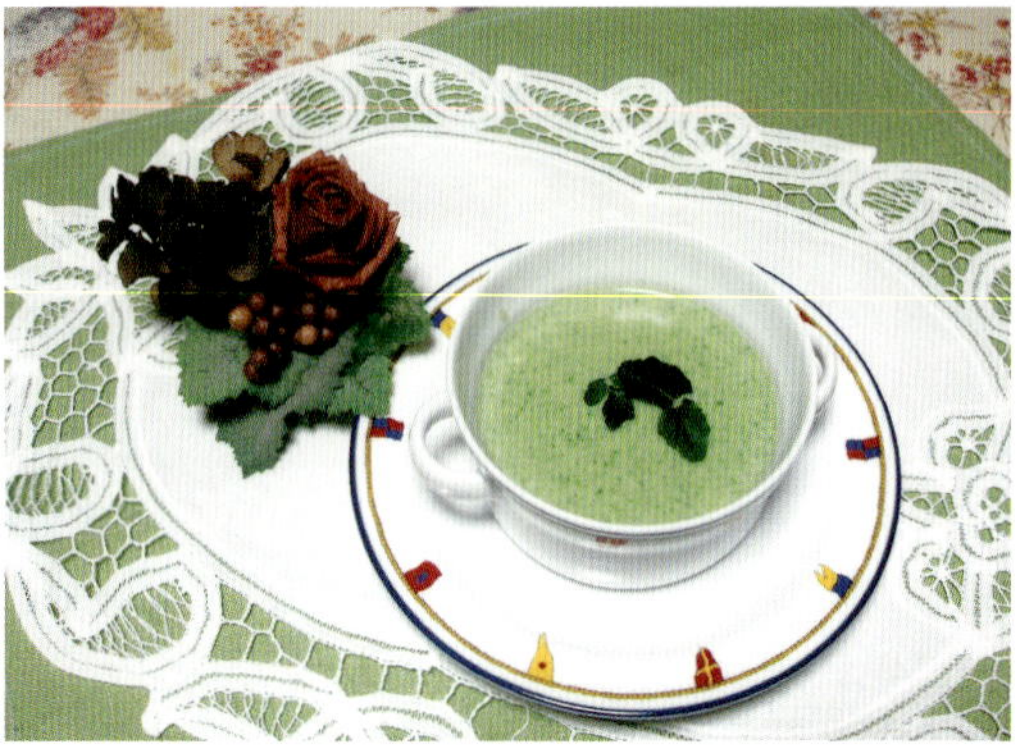

クレソンのポタージュ

レシピ

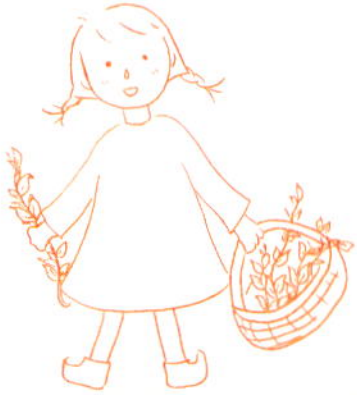

材料

クレソン	200 g	ブイヨンストック	3カップ
玉ねぎ	1個	牛乳	1カップ
じゃがいも	200 g	塩・こしょう	少々
バター	20 g	生クリーム	100cc
ローリエ	1枚	クレソン	適量

作り方

① クレソンは、よく洗ってざく切りにし、玉ねぎはうす切りにして、じゃがいもは皮をむいて一口大に切り、水に放して水気を切る。

② 鍋にバターを入れて熱し、①のクレソン、玉ねぎ、じゃがいもを炒め、ローリエ、ブイヨンストックを加えて 10 分ほど煮る。

③ ②が軟らかくなったら裏ごし、またはフードプロセッサーにかけてなめらかにし、再び鍋に移して牛乳を加える。

④ ③を静かにかき混ぜながらひと煮立ちさせ、塩、こしょうで調味して、生クリームを糸状に流しながら加えて仕上げ、器に盛ってクレソンの葉を散らす。

セロリのコールドスープ

レシピ

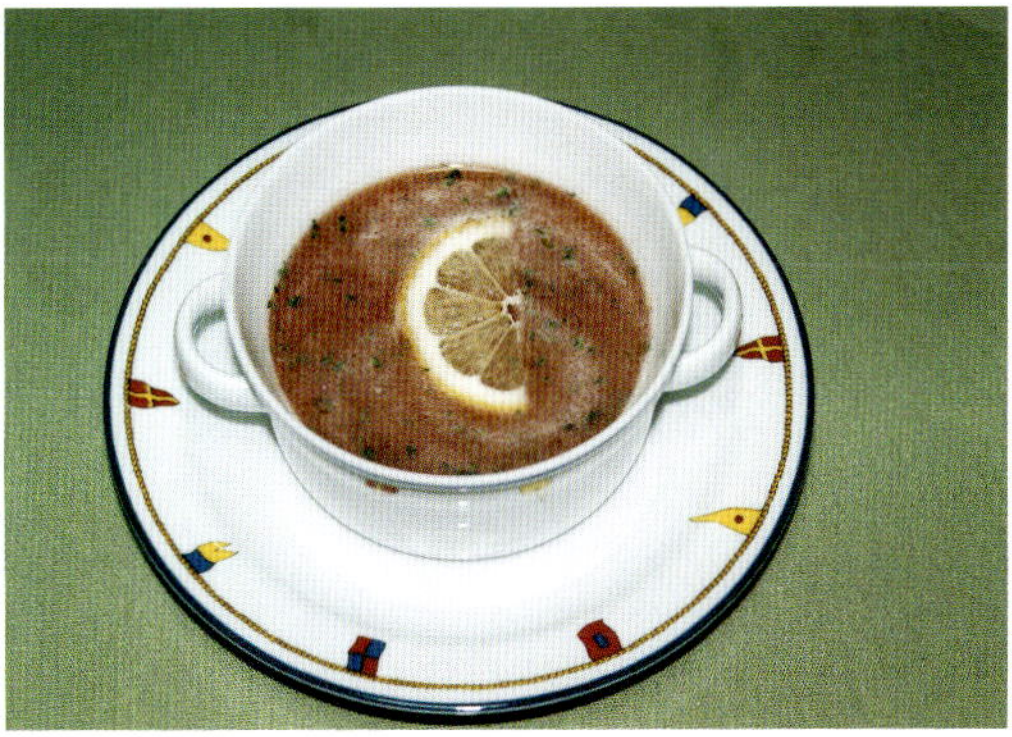

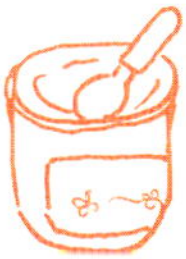

材料

セロリ	2本	スープセロリ	2～3本
トマト	2個	パセリ（みじん切り）	大さじ1
ブイヨンストック	4カップ	カイエンペッパー	少々
レモン汁	1個分	レモンスライス	2～3枚
白ワイン	大さじ2		
塩	適宜		

作り方

① セロリは筋を取って薄く小口切り、トマトは皮を湯むきして種を除き粗切りにする。

② スープセロリは茎とともにみじん切りにする。

③ ①をミキサーなどにかけてボウルに取り、ブイヨンストック、レモン汁、白ワインを加えて調味し、冷蔵庫に入れて１時間ほど冷やす。

④ ③に②のス　プセロリとパセリ、カイエンペッパーを加え、器に盛ってレモンスライスを浮かせる。

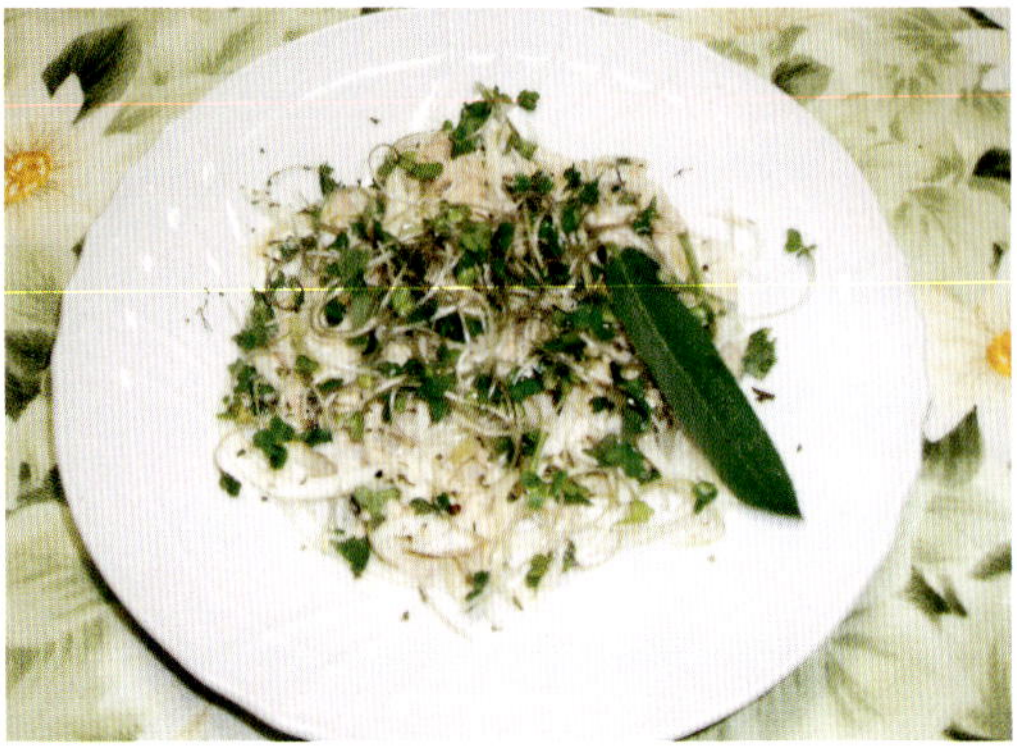

玉ねぎとスプラウトの香草サラダ

レシピ

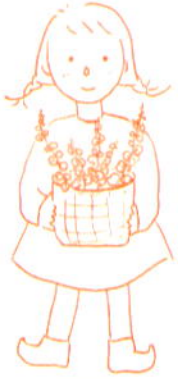

材料

玉ねぎ	1/2個	サワークリーム	大さじ2
ツナ缶（小）	1/2個	マヨネーズ	大さじ3
スプラウト	1パック	マスタード	小さじ1
チャービル	各適量	塩・こしょう	
セージ	各適量		
タイム	各適量		

作り方

① 玉ねぎはうすくスライスしてよくほぐし、ツナは缶から取り出して水気を切り、スプラウトは根元を切り落としてさっと水に通し、ザルに上げて水気を切る。

② サワークリームにマヨネーズを加えてよく混ぜ、マスタード、塩、こしょうで調味して、ドレッシングを作る。

③ ①の玉ねぎとツナをボウルに入れてよく混ぜ、②のドレッシングを加えて混ぜ合わせ、これにスプラウトを入れてさっと混ぜる。

④ ③を器に盛って、チャービル、セージ、タイムなどを散らす。

ローストチキン・香草風味

レシピ

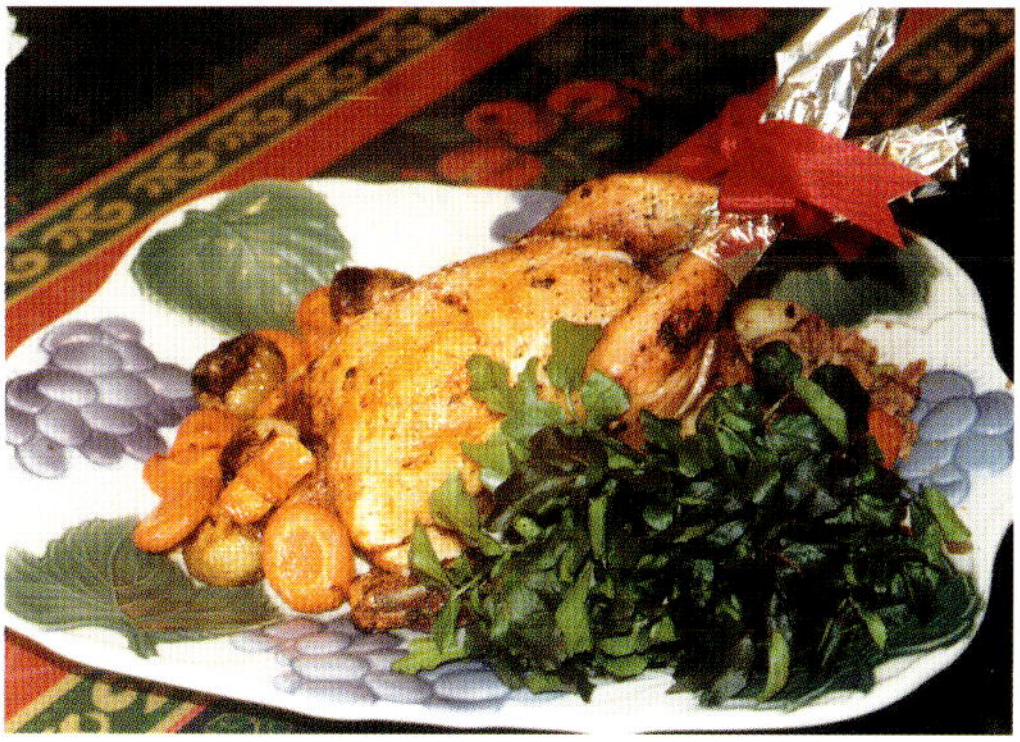

材料

鶏肉（ひな）（1.5kgくらいのもの）	1羽	クレソン	適量
塩・こしょう	各大さじ2	オリーブ油	大さじ5
タイム	小さじ1	バター	30g
ローズマリー	小さじ1	（A）	
タラゴン	小さじ3	にんじん	1本
		玉ねぎ	1個
		セロリ	1本

作り方

① 鶏肉は、よく洗って半日または一晩水に浸けておく。

② ①の水気をよく拭き取り、表面全体に塩、こしょうをしてすりこみ、腹の中にも、塩、こしょうをたっぷりふっておく。

③ ②の鶏肉の腹の中に香草をふり入れて形を整え、オリーブ油を全面に回しかける。

④ 天板に粗切りにした（A）の野菜を敷いて③の鶏肉を横に向けてのせ、200℃のオーブンで15分焼いて反対側に返し、15分焼く。

⑤ ④の鶏肉の胸側を上に向けて再び15分、全体にきつね色に焼き上げ、ちぎったバターを上に散らし、さらに5分ほど焼く。

⑥ 天板に残った肉汁は漉して鍋に移し、余分な油を除いて味を整える。

⑦ 大皿に⑤のローストチキン、にんじんのグラッセ、クレソンを盛り合わせ、⑥のソースを添える。

＊にんじんのグラッセ＝にんじんの皮をむいて幅1cmの輪切りにし、面取りして鍋に入れ水1カップとバター10g、塩ひとつまみを加えて火にかけ、沸騰したら弱火にして3～4分煮る。

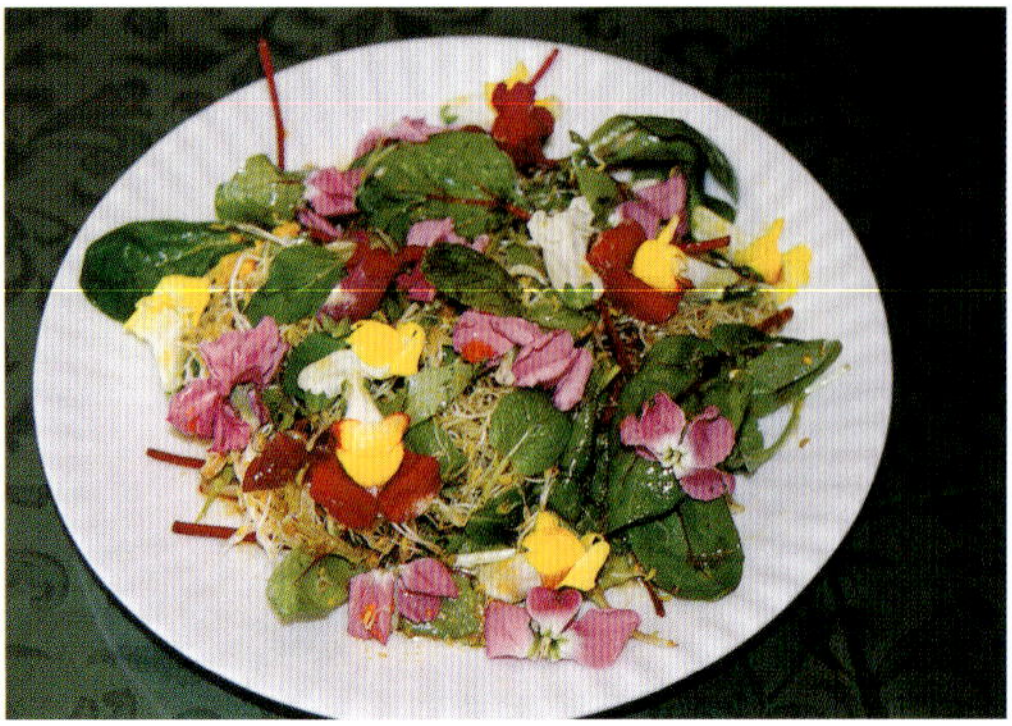

アロマティック・エディブルサラダ

レシピ

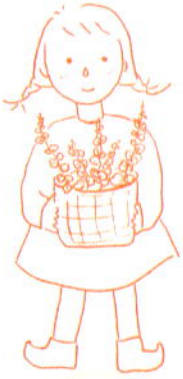

材料

ベビーリーフ	1パック	（A）	
アルファルファー	1パック	バルサミコ	大さじ1
フレッシュミント	1枝	アロマティック・ビター	2～3滴
オレンジの皮（すりおろす）	1個分	オリーブ油	50cc
エディブルフラワー	適宜	粗塩	小さじ1/3
オレンジの絞り汁	50cc		

作り方

① ベビーリーフ、アルファルファーはよく洗ってザルに上げて水気をよく切り、フレッシュミントは枝から葉を落として水に放す。

② エディブルフラワーは冷水に放しておく。

③ ボウルにオレンジの絞り汁を入れ、（A）の調味料を加えて混ぜ、ドレッシングを作る。

④ 水気をよく切った①をボールに移してオレンジの皮を入れて混ぜ、③のドレッシングとフレッシュミントを加えてさっと混ぜる。

⑤ ④を器に盛って、②のエディブルフラワーを散らす。

ロケットと小さなパスタサラダ

レシピ

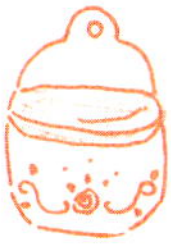

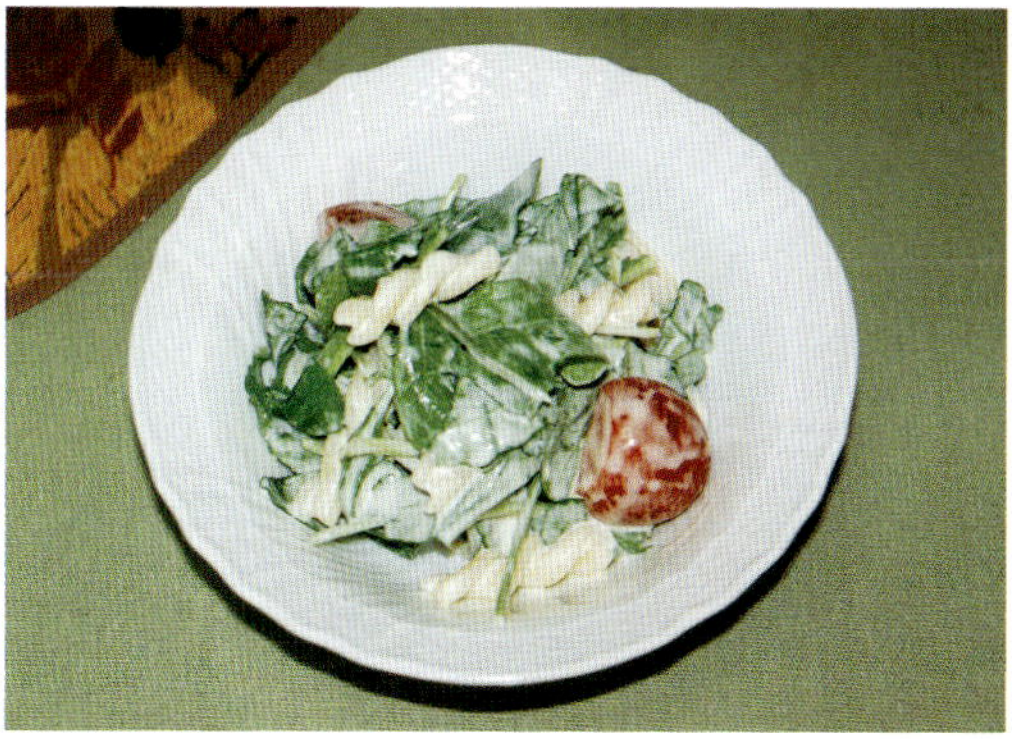

材料

ロケット	100g	（A）	
サラダ用スパゲティ	50g	マヨネーズ	大さじ 3
トルティリオーニ	40g	レモン汁	大さじ 1
チェリートマト	5 個	オリーブ油	大さじ 2
レモンの皮（すりおろす）	1 個分	塩・こしょう	適宜
サワークリーム	60cc		

作り方

① ロケットはよく洗って手でちぎり、水気を切っておく。

② 鍋に 6 分程度の水を入れて中火にかけ、沸騰したら塩を加えてトルティリオーニを入れ、ひと煮立ちさせる。

③ ②にスパゲティを 10cm 長さに折って加え、2 ～ 3 分ゆでてザルに取り、サッと冷水をかけて粗熱をとる。

④ チェリートマトは縦に半分に切る。

⑤ サワークリームをほぐして（A）の調味料を加え、よく攪拌してドレッシングを作る。

⑥ ボウルに③のパスタと④のトマトを入れ、⑤のドレッシングを加えてよく混ぜる。

⑦ ⑥にすりおろしたレモンの皮と①のロケットを加えてさっと混ぜ、器に盛る。

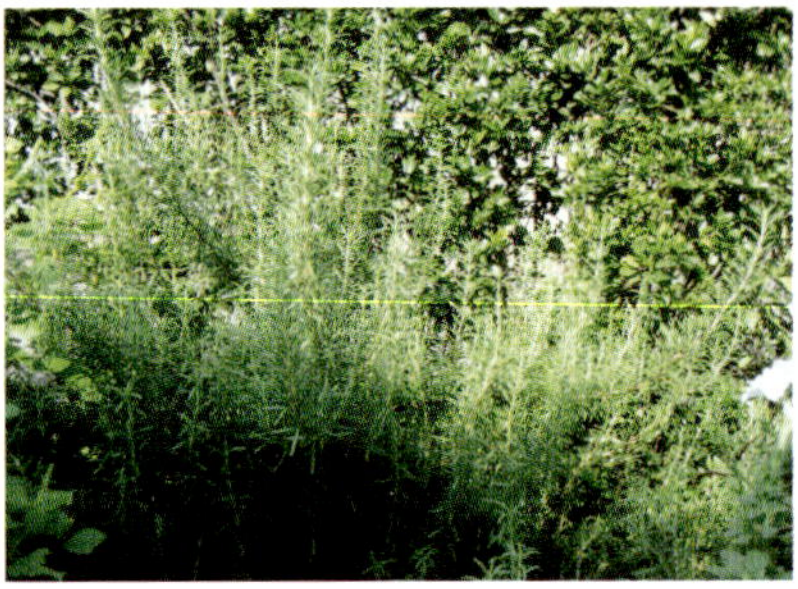

5章 ハーバル薬膳へのプロローグ

本文の中で、自然界と人間との関わりについて少し触れましたが、薬膳を学ぶにあたってこの自然界との関わりをなくして、薬膳を考えることはできません。薬膳は古く中国の歴史とともに収められ、ひもとくごとにその背景に魅せられていきます。温暖化などによる地球の変動が、今後どのように人との関わりに影響するのか、これらも視野に入れながら、薬膳は今後の方向性も見据え進化していくと思いますが、基本になることを学ぶことが第一と考えます。

薬膳の背景はとてもスケールの大きなもので、医食同源という言葉の意味が集結されているものです。

私は今これらとの関わりと、近年注目されているハーブを使って、新しい薬膳のオリジナルレシピを考案中で、ここにご紹介しているものもその一部ですが、機会があれば本書の続編として、ご紹介できればと思っています。

ハーブからの恵みが食の中にどう関わっていくか、楽しく学ぶことができると思いますので、ご期待ください。

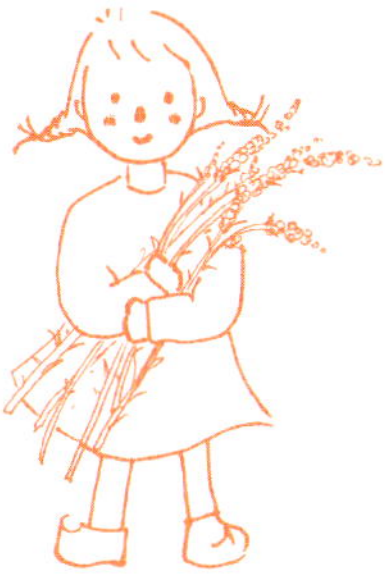

おわりに

ハーブ教室やハーブセミナーで受講されている多くの皆様から後押しされて本書の出版に至りましたが、ハーブを取り巻く環境の驚異的な進化を、本書を手に取っていただきました読者のおひとりおひとりに、十分お知らせできたものか心配でもあります。

出版にあたっては「はじめに」で述べましたように、日本ハーブ振興協会と情報誌「ルネサンス」からの情報やデータと、三〇年におよぶ私のハーブとのつき合いを重ねて書き記したものです。

本書の編集を担当してくださった佐藤さんとのはじめての対面の際、かつてはハーブの専門誌を手がけていらしたと伺い、とても心強くまたホッとした瞬間でした。校正時にも再度の原稿差しこみ、細部にわたっての手直しなど、心の通った一冊に仕上がりました。そして私の料理教室にいらしている鈴木真美さんが、イラストを描いてくださいました。感謝の気持ちでいっぱいです。

また本文中で紹介しています会社については、数年前より香りのセミナーの講師としてお招きいただいており、受講された方々へは、製品の原料であるハーブの品質やその効果、効能などを理解していただいたと思っていますが、よりハーブを知ることでさらなる飛躍を期待しています。

料理指導の講師として長年お世話になっている各企業の中にも、ハーブへの関心が高まり、ハーブに関するセミナーや講座の企画などが進められ、さらなるお引き立てに感謝しています。

本書をお読みいただき、より多くの人がハーブへの理解と関心を高めて、知識が広がり、伝えられることを願っています。

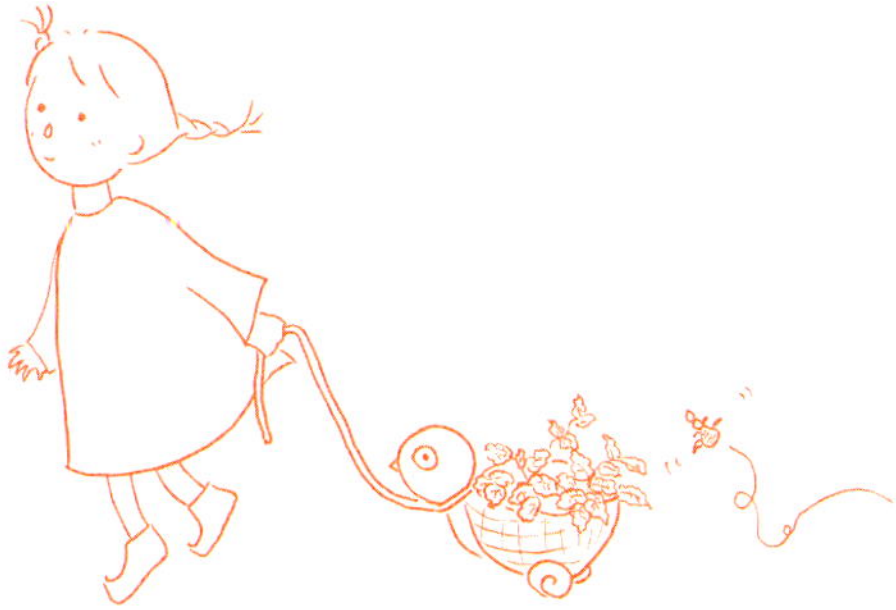

著者プロフィール

片桐 智子（かたぎり ともこ）

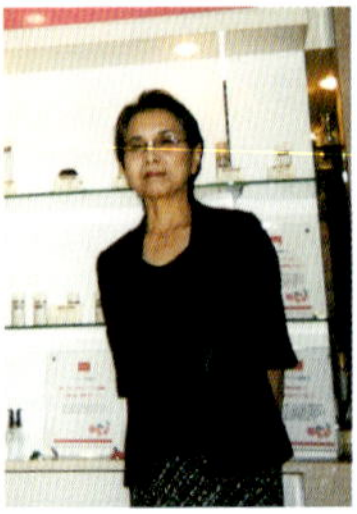

東京都昭島市在住。

1936年、東京に生まれる。

1975年、片桐智子クッキングスタジオ主宰。サントリー（現ビタクラフトジャパン）クッキング、プランタン銀座・クッキングスタジオ、近隣公共施設クッキング教室、大宮ソニックシティ・TEPCO SONICクッキングルームなどの講師を務める。

2004年、K・Cooking・Herbスタジオ主宰、各業界にてセミナー講師を務める。

2004年、PHA（プロフェッショナル・ハーブ・アドバイザー）認定資格取得、2007年、HAC（ハーバル・アロマ・クリエイター）認定資格取得。日本ハーブ振興協会会員。


本文、カバー裏イラスト：鈴木真美（すずき なおみ）

植物《ハーブ》からの贈り物──美しく健康で生きるために

2008年4月15日　初版第1刷発行
2008年6月10日　初版第2刷発行

著　者　片桐 智子
発行者　瓜谷 綱延
発行所　株式会社文芸社
〒160-0022　東京都新宿区新宿1－10－1
電話 03-5369-3060（編集）
03-5369-2299（販売）

印刷所　東銀座印刷出版株式会社

ISBN978-4-286-04454-5